病院前精神科救急

55 事例から学ぶ 対応テキスト

医療法人和啓会 メディクスクリニック溝の口
東海大学健康学部健康マネジメント学科 非常勤講師

市村 篤 著

ぱーそん書房

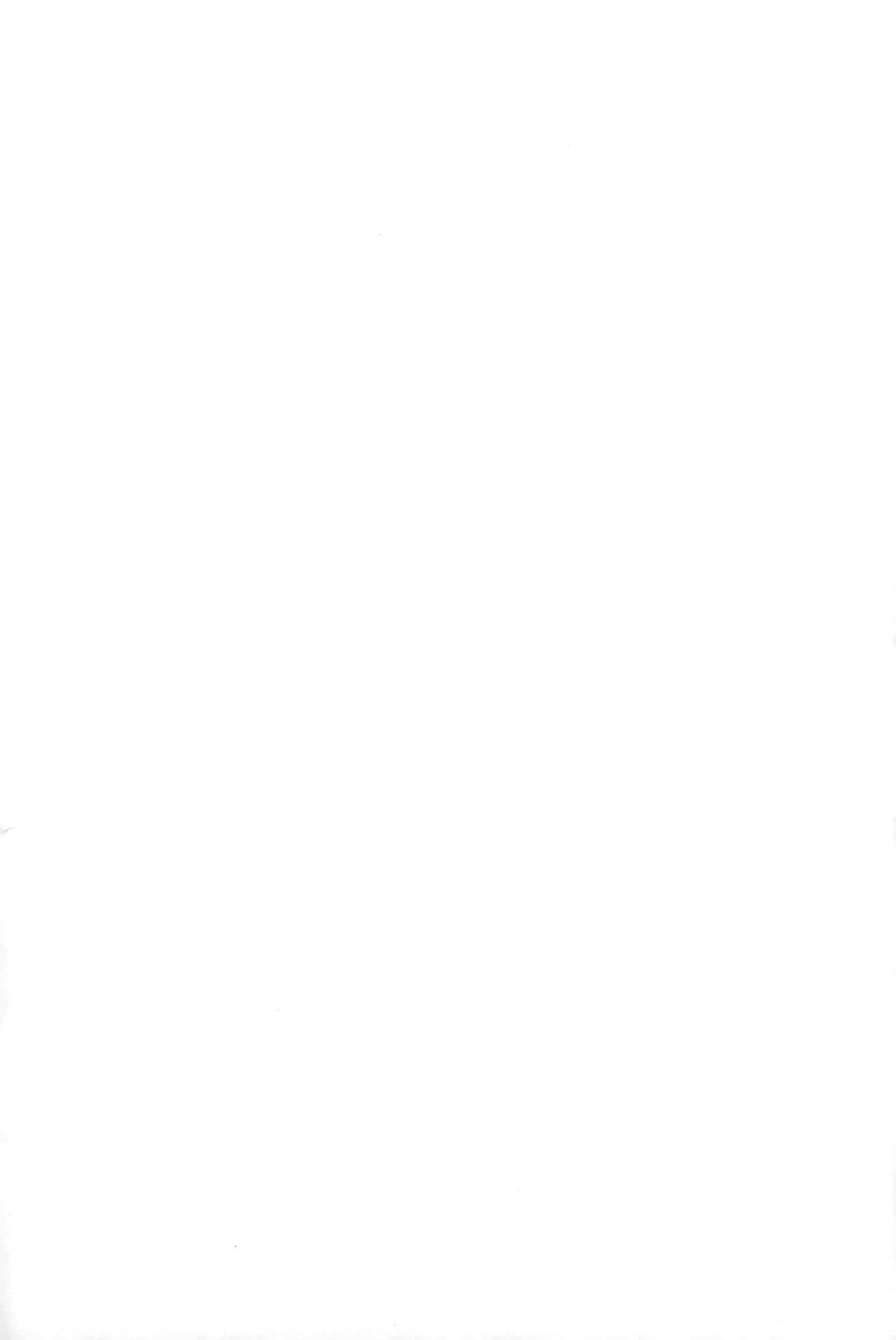

● 推薦のことば ●

　とかく救急医は精神疾患が苦手である。だから診たがらない。精神科医は身体疾患が苦手である。だから診たがらない。このことで最も迷惑を被るのは精神疾患と身体疾患を併せ持つことになってしまった患者本人とその家族、そして初期の対応を委ねられることになる救急隊員である。一方、純粋に精神症状を呈する患者の場合は精神科を受診すればよいかというと、そうは問屋が卸さない。そもそも一見して精神症状にみえるものが、実は身体疾患によるものかどうかの判断はとても難しい。仮に純粋な精神疾患であると判断できた場合でも、夜間・休日の発症ではお手上げである。

　このような悩ましい症例への対応の原則を、豊富な症例とともに紹介したのが本書である。著者の市村篤先生は、救命救急センターに専従する精神科医という稀有な存在である。精神疾患に関する知識・経験は言うに及ばず、救急隊員がどのような症例で、どのように悩んでいるのかに関する理解も深い。いずれ特別天然記念物に指定されるに違いない。それだけに、精神症状を呈する救急患者への対応に関するうんちくの豊富さは圧倒的である。いわゆる精神病から、自殺企図、パーソナリティ障害、泥酔、搬送拒否まで、救急隊員が苦慮するであろう症例への対応例とその考察は、救急隊員だけでなく救急医にとっても大いに示唆に富む。教訓的な内容であるにもかかわらず、押しつけがましさが感じられないのは、精神疾患をもつ患者・家族とその対応にあたる救急隊員に対する市村先生の温かい心配りのなせるわざであろう。

　救急隊員なら誰しも、本書で取りあげられたような症例にいずれ必ず遭遇する。そして対応を誤れば多くの時間と労力を消費することになる。そんな場合に備えて、患者のためにも、救急隊員自身のためにも、本書を精読することをお勧めする。

　平成 27 年 11 月吉日

救急振興財団救急救命九州研修所
教授　畑中哲生

● 推薦のことば ●

　警察庁の自殺統計に基づく自殺者数の推移によると、わが国の自殺者数は、平成10年以降、14年連続して3万人を超える状態が続いていたが、24年は2万7,858人である。平成9年以来、15年振りに3万人を下回ったとはいえ、交通死亡事故死に比べ10倍である。これらの背景にはさまざまな要因があるが、その多くは救急隊によって医療機関へ搬送となる。私自身、救急隊員として活動した経験から、救急隊の対応する事案で一番苦慮したのが精神科救急である。

　そんな折、精神科救急対応について企画を依頼されたときに真っ先に浮かんだのが、東海大学医学部付属病院救命救急センターの市村先生であった。市村先生は救急救命センター所属の精神科医としてさまざまな症例にあたられ、その経験が豊富であったからである。また、地域メディカルコントロールの一員として、救急隊員と顔の見える関係にあり、救急隊員目線から精神科救急対応について執筆できる、日本唯一の精神科医と言っても過言ではないと思っている。本書の校正刷りを読ませて頂いたとき、さまざまなケーススタディが提示されていた。症例もその対応についてもとてもわかりやすく、救急現場で苦慮する救急隊員の情景が目に浮かんだ。精神科救急対応は現在の救急隊員にとっても、以前と同様に苦慮するケースが多い。最終的には地域の救急医療体制下で完結しなければならないが、その方策について本書は大いに参考となるものであると確信している。普段の臨床で大変お忙しいところ執筆された、市村先生に最大の敬意を払うとともに、本書が救急活動を行ううえで苦慮するであろう精神科救急対応についての一助となることを切に願うものである。

　平成27年11月吉日

広島国際大学保健医療学部救急救命学専攻
教授　安田康晴

序 文

　筆者が東海大学救命救急センターに常駐する精神科医として勤務したのは平成7(1995)年であった。途中で職場を離れた時期もあったが、救命救急センターとはもう20年ものつきあいになる。それまでは、救命救急センターで精神症状を呈する患者の対応をしたこともあったが、多くの時間は精神科病院に勤務して精神疾患の診療を行う普通の精神科医であった。

　救命救急センターに勤務して、さまざまなことに気づかされた。精神科医療の枠の中だけにとどまっていては、到底わからなかったであろうことだ。そのお陰で、救急医学の立場から精神医学を考えることができた。

　まず、自殺企図者が連日搬送されてくることを知った。しかも、その手段の多くは精神科医の処方した薬であること。身体治療が終了して帰宅しても、また同様に精神科医の処方した薬を過量服薬し、リピーターとして搬送されることが多いこと。患者が自殺企図で入院しても、主治医の精神科医が救命救急センターを訪れたことがないことを知った。

　また、身体科救急と精神科救急とは別のシステムで運営されており、夜間・休日の精神科救急がほとんど機能していないこともわかった。本来、精神科救急で扱われるべき事例も、救急医たちが、患者のため、救急隊のために受け入れていることもわかった。

　救急現場は他の一般的な診療科に比べて、救急医と救急隊員のつながりが強く、救急隊員のプレホスピタルケアなしには、患者を救えないことも知った。救急医や看護師、検査技師、ケースワーカー、救急隊員による多職種連携によって、救急医療が行われていることを知ったのである。

　これらのことは、救急施設に常駐しなくては、一生知らぬままに終わったであろう。精神科医が身体科医とチーム医療を行うための精神医学的対応を体系化した、コンサルテーション・リエゾン精神医学と呼ばれるジャンルがある。近年、救命救急センターに精神科医が積極的にかかわって、コンサルテーション・リエゾン精神医学が行われるようになってきた。しかし、こうした精神科医は全体の一部であり、精神科医不在の救急施設も多い。日本臨床救急医学会では、PEEC(Psychiatric Evaluation in Emergency Care)と呼称される、精神科医のいない状況を想定した、救急外来や救急病棟・救命救急センターの医療スタッフを対象に、精神症状を呈する患者にとって、安全で安心な"標準的"初期診療ができるための教育コースを開発している。

しかしわが国では、主に病院に来院または入院した患者への対応に関する書物はあるが、病院前の精神科的対応については、救急救命士や救急隊員のための教科書に少し記載されているのみである。救急現場で精神症状を呈する傷病者に苦慮している救急隊員のための、救急隊員に特化した実践的なテキストがないので、今回、筆者の経験をもとに、そのテキストに挑んでみたわけである。

　今まで筆者を成長させてくれた、救急隊員に対する御恩返しのつもりで執筆した。

　この場を借りて、推薦文を書いてくださった畑中先生・安田先生、そしてぱーそん書房の編集部の皆様に御礼を申し上げます。

平成 27 年 11 月吉日

市村　篤

目 次

■第Ⅰ章 総 論

1. 精神障害と精神病の定義 … 3
2. 精神障害の分類と治療 … 3
3. 精神障害の観察と判断 … 4
4. 重症度・緊急度の判断 … 5
5. 精神疾患と身体疾患の意識障害について … 6
6. 精神科救急傷病者対応時の一般的留意点 … 7
7. 精神科救急について … 9
8. 精神科救急に関連する法律 … 9
9. 精神保健福祉法について … 10
10. 精神保健福祉法による入院形態 … 10
11. 救急搬送の一連の流れ … 11
12. 病院選定の原則 … 11
13. 精神科救急の現状 … 12
14. 精神科救急の運営について … 12
15. 傷病者への具体的対応法 … 13
16. 家族への対応 … 13
17. 搬送先(身体科)医師への対応 … 14
18. 搬送先(精神科)医師への対応 … 15
19. MC(メディカルコントロール)医師への相談 … 15
20. 警察官への対応 … 15
21. 一般市民に対する啓発 … 15

■第Ⅱ章 各 論

1 気分障害(双極性障害、単極性障害)(症例1) — 19
2 中毒性精神病(症例2〜7) — 21
3 統合失調症(症例8〜12) — 33
4 認知症(症例13、14) — 41
5 身体表現性障害(症例15、16) — 45
6 解離性(転換性)障害(症例17) — 49

7	器質性精神病(症例18)	51
8	症状精神病(症例19、20)	53
9	神経症性障害(症例21)	57
10	パニック障害(症例22)	60
11	急性ストレス障害(症例23)	62
12	心的外傷後ストレス障害(症例24)	64
13	適応障害(症例25)	67
14	精神遅滞(症例26、27)	70
15	発達障害(自閉症スペクトラム障害)(症例28)	74
16	ADHD(注意欠如・多動性障害)(症例29)	76
17	パーソナリティ障害(症例30)	78
18	てんかん性精神病(症例31)	80
19	自殺企図(症例32)	83
20	リストカット(症例33)	88
21	せん妄状態(症例34〜36)	91
22	興奮状態(症例37)	96
23	昏迷状態(症例38、39)	98
24	不眠(症例40)	102
25	不安(症例41)	104
26	パニック発作(症例42)	106
27	過換気発作(症例43、44)	108
28	解離(転換)症状(症例45)	111
29	酩酊状態(症例46、47)	115
30	幻覚・妄想状態(症例48、49)	118
31	うつ状態(症例50)	121
32	躁状態(症例51)	124
33	診療拒否(症例52、53)	126
34	不搬送事例(症例54、55)	131

第Ⅰ部

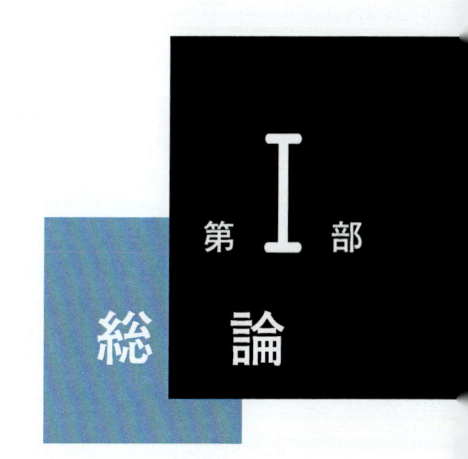

総論

● はじめに

　救急隊員にとって、精神症状を呈する傷病者の対応には、どの現場でも苦慮している。精神症状を呈する傷病者の受け入れは、円滑には進まない。精神科医が常駐している救急施設が少ないからである。筆者の所属している東海大学医学部付属救命救急センターは、平成7（1995）年以降、24時間精神科医のコンサルトが受けられる体制となり、精神症状を呈する傷病者を数多く受け入れてきた。これから述べることは、これまでの筆者の経験を踏まえたものである。今後の現場活動の参考にしてほしい。

1. 精神障害と精神病の定義

　精神状態の異常や偏りを総称して「精神障害」と漠然といい、精神障害の中で比較的重いものを「精神病」と漠然と呼んでいる[1)2)]。

2. 精神障害の分類と治療

　ポイントは以下の3点である。

> ①精神障害は原因によって大きく4つに分類できる。
> ②精神障害は原因によって主な治療法が異なり、治療選択を誤ると軽快しない。
> ③不必要な偏見を取り除くために、精神障害に関する正しい知識が必要である。

　精神障害の原因による分類を**表1**に示す。実際はこのように単純には分類できないが、目安となる。精神障害は、①原因不明の内因性精神障害、②身体的な原因で起こる外因性精神障害、③心や苦しみが原因となって起こる心因性精神障害、④パーソナリティや知能の問題で起こる、その他の精神障害、に分けられる。実際はこれらが複合していることが多い。

　主となる精神科的治療を**表1**に示す。実際は複合的な治療を行うが、主となる治療を誤ると軽快しない。

表1. 精神疾患の原因による分類と主となる精神科的治療

	分類	治療
内因性精神障害	統合失調症 躁うつ病	薬物療法
外因性精神障害	認知症 器質性精神病 症状精神病 中毒性精神病	身体（基礎）疾患の治療
心因性精神障害	神経症性障害 パニック障害 急性ストレス障害 PTSD	精神療法
その他の精神障害	精神遅滞 パーソナリティ障害 発達障害	療育・世話・環境整備

3. 精神障害の観察と判断

精神症状に対する、問診および観察のポイントを記す。

最も大切なことは、偏見をもたないことである。偏見をもっていると、医学的な視点で傷病者を診ることができなくなってしまうからである。

救急現場で役立つ精神疾患の鑑別方法を示す(**図1**)[3]。実際は、このように簡単に診断できるものではないが、おおよその目安になる。①意識障害、②知的機能の低下、③幻視、④幻聴・妄想、⑤躁気分、⑥抑うつ気分、⑦不安、の順番でチェックしていく。この順番は、救急現場における緊急度の高い順番である。繰り返すが、意識障害が認められたら、身体的な疾患である。どちらかわからないときは、身体疾患を考えるべきである。外因性精神障害、すなわち身体疾患による意識障害は、真の意識障害であるが、内因性あるいは心因性の意識障害は、厳密にいうと、真の意識障害ではない。しかし意識レベルは、Japan Coma Scale (JCS) (**表2**)と、Glasgow Coma Scale (GCS) (**表3**)で表すので、観察で認められた異常は、すべて同じ意識障害と考える。

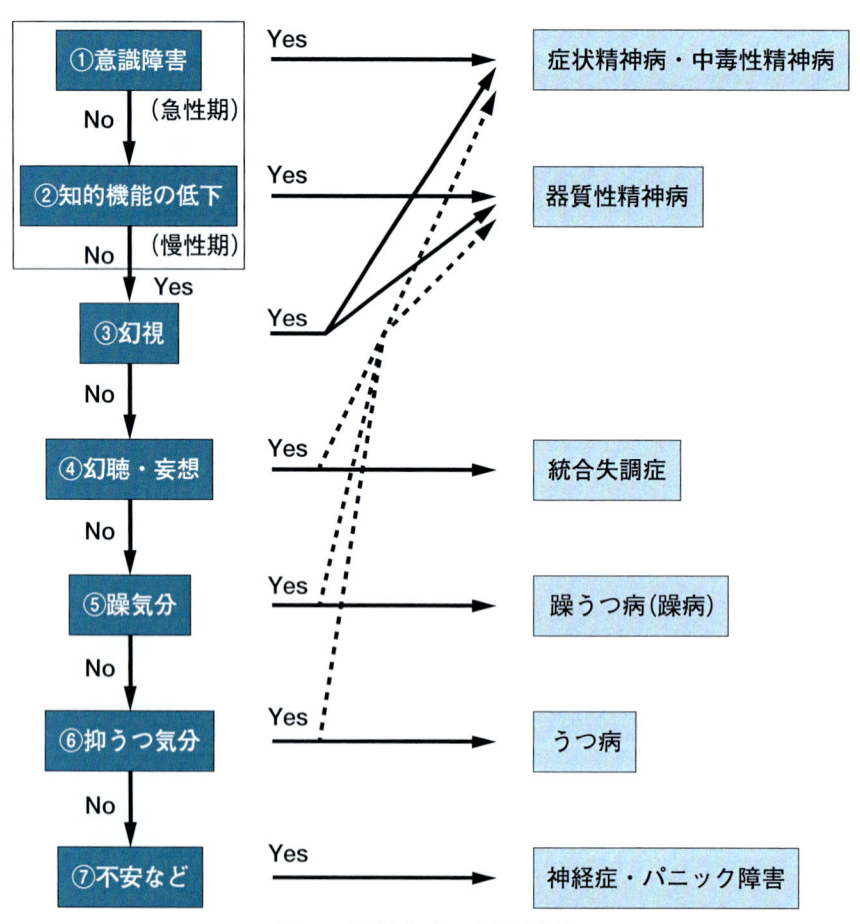

図1. 精神疾患の鑑別方法

(宮岡 等：症例と解説でみる精神科の初診時面接．こころを診る技術；精神科面接と初診時対応の基本, p29, 医学書院, 東京, 2014 より改変)

表2. Japan Coma Scale（JCS）

Ⅰ．覚醒している（1桁の点数で表現）
　　0　意識清明
　　1　見当識は保たれているが意識清明ではない
　　2　見当識障害がある
　　3　自分の名前・生年月日が言えない
Ⅱ．刺激に応じて一時的に覚醒する（2桁の点数で表現）
　　10　普通の呼びかけで開眼する
　　20　大声で呼びかけたり、強く揺するなどで開眼する
　　30　痛み刺激を加えつつ、呼びかけを続けると辛うじて開眼する
Ⅲ．刺激しても覚醒しない（3桁の点数で表現）
　　100　痛みに対して払いのけるなどの動作をする
　　200　痛み刺激で手足を動かしたり、顔をしかめたりする
　　300　痛み刺激に対しまったく反応しない

・この他、R（不穏）・I（糞便失禁）・A（自発性喪失）などの付加情報を付けて、JCS 200-Iなどと表す。
・欧米では主にGCS（Glasgow Coma Scale）が用いられる。

表3. Glasgow Coma Scale（GCS）

開眼機能（Eye opening）「E」
　4点：自発的に、またはふつうの呼びかけで開眼
　3点：強く呼びかけると開眼
　2点：痛み刺激で開眼
　1点：痛み刺激でも開眼しない
言語機能（Verbal response）「V」
　5点：見当識が保たれている
　4点：会話は成立するが見当識が混乱
　3点：発語はみられるが会話は成立しない
　2点：意味のない発声
　1点：発語みられず
　なお、挿管などで発声ができない場合は「T」と表記する。扱いは1点と同等である。
運動機能（Motor response）「M」
　6点：命令に従って四肢を動かす
　5点：痛み刺激に対して手で払いのける
　4点：指への痛み刺激に対して四肢を引っ込める
　3点：痛み刺激に対して緩徐な屈曲運動（除皮質姿勢）
　2点：痛み刺激に対して緩徐な伸展運動（除脳姿勢）
　1点：運動みられず

記述は、「E　点、V　点、M　点、合計　点」と表現される。正常は15点満点で深昏睡は3点。点数は小さいほど重症である。
日本では、簡便なJapan Coma Scale（JCS）が広く用いられている。

4. 重症度・緊急度の判断

　身体疾患の重症度はバイタルサインでチェックできるが、精神疾患にも重症度の目安がある。精神疾患の重症度判定を示す（**表4**）。これは、あくまでも精神疾患の重症度であって、救急現場での重症度とは異なる。例えば、統合失調症の患者が幻覚・妄想状態となって興奮していたとしても、精神科的には重症であるが身体的には重症とはいえず、逆に、肝硬変の患者が肝性脳症となって不穏になっている方が身体的に重症で、救急現場では重症度がより高いことになりうる。なぜ、このようなことを述べるかというと、一般の身体科救急システムと精神科救急システムは異なるからである。救急隊員は一般救急医療の領域で活動している

表 4. 精神疾患の重症度判定

1. 「現実」と「非現実」の区別がつかない
2. 「自己」と「非自己」の区別がつかない ➡ 1つでも満たせば重症
3. 「病識」（自分が病気という認識）がない

わけであるから、身体的な重症度をトリアージして、搬送先を選定することが大切になる。

5. 精神疾患と身体疾患の意識障害について

　身体疾患の治療であれば身体科救急に搬送すればよいが、精神疾患による精神症状の治療のために、身体科救急に搬送することはできない。精神科救急は、身体科救急のようにスムーズな運営がなされておらず、現場の救急隊員の困るところである。

　ちなみに、身体科救急とは、緊急に身体科診療が必要な傷病者に対する医療活動をいい、通常の「救急」はこれに相当する。通報は「119番」である。精神科救急とは、緊急に精神科診療が必要な傷病者に対する医療活動をいい、通常の救急とは異なり、「119番」通報ではない。

　身体疾患か精神疾患かの鑑別が困難な精神症状が出現している際、決め手になるのは意識障害の存在である。意識障害があれば、身体疾患であることは図1[3]で示したとおりであるが、身体疾患による意識障害と精神疾患による意識障害は、似て非なるものであり、厳密にいうと、精神疾患による意識障害のようにみえる精神症状は、意識障害ではない。

　例を出して説明する。

　昏迷状態の例をとると、統合失調症の傷病者がある1点を凝視し、無言・無動であったとする。現場の観察所見では、JCSならばⅠ-3-A、GCSならばE4V1M4程度であり、意識障害が存在することになる。しかし、実際の昏迷状態では意識は清明であり、内的な恐ろしい異常体験のために内的な緊張が高まり、しゃべることも動くこともできなくなっている状態なのである。

　解離（転換）状態の例では、あたかも失神しているようにみえ、JCSならばⅢ-200、GCSならばE1V1M4程度であり、重い意識障害が存在することになる。しかし実際の解離（転換）状態は、つらい体験のために内的緊張が極度に達し、しゃべることも動くことも目を開くこともできなくなっている状態であり、意識障害ではないのである。

　突然、悲惨な災害光景を目にして、絶句して立ち止まったまま呆然としていても、意識障害ではないのと同様である。考え事をして、ぼんやりしている状態も意識障害ではない。

　JCSもGCSも、極めて有用なスケールである。これらのスケールには、言葉による応答を確かめる項目があるため、精神症状が強くしゃべれない傷病者の観察では、意識障害ありと判断することになってしまう。

　現場では、しゃべらない傷病者の意識状態に迷ったときは、意識障害ありと判断し、JCSとGCSで表記して報告し、身体疾患を疑って搬送すること。身体疾患を見落とすと、傷病者の生命予後にかかわる可能性があるからである。

6. 精神科救急傷病者対応時の一般的留意点

ポイントは、以下のとおりである。

①精神障害別の対応よりも、目の前の精神症状に対して対応すること。
②精神科につなぐことが最も大切である。したがって対応では、いかに精神科につなぐかの工夫が大きなウエイトを占めることになる。
③明らかに精神科救急と思われるときには、精神科相談窓口に連絡すること。自傷・他害の危険のあるときは、迷わず警察官に通報すること。
④激しい精神症状がみられても、身体疾患が原因のものがあるので、どちらか迷ったら身体疾患を疑うこと。なぜなら身体疾患は生命の危機にかかわることがあるからである。

表5. 各政令指定都市精神保健福祉担当課一覧（令和4年4月現在）

都市名	主管部（局）主管課	電話番号	郵便番号	所在地
札幌市	保健福祉局障がい保健福祉部障がい福祉課	011-211-2936	060-8611	札幌市中央区北一条西2
仙台市	健康福祉局健康福祉部障害者支援課	022-214-8165	980-8671	仙台市青葉区国分町3-7-1
さいたま市	保健福祉局保健部健康増進課	048-829-1294	330-9588	さいたま市浦和区常盤6-4-4
千葉市	保健福祉局高齢障害部精神保健福祉課	043-238-9929	261-8755	千葉市美浜区幸町1-3-9
横浜市	健康福祉局精神保健福祉課	045-662-3552	231-0005	横浜市中区本町2-22 京阪横浜ビル10F
川崎市	健康福祉局障害保健福祉部精神保健課	044-200-2683	210-8577	川崎市川崎区宮本町1
相模原市	地域包括ケア推進部精神保健福祉課	042-769-9813	252-5277	相模原市中央区富士見6-1-1 ウェルネスさがみはらA館4F
新潟市	保健衛生部こころの健康センター	025-232-5580	951-8133	新潟市中央区川岸町1-57-1
静岡市	保健福祉長寿局保健衛生医療部保健所精神保健福祉課	054-249-3179	420-0846	静岡市葵区城東町24-1
浜松市	健康福祉部障害保健福祉課	053-457-2213	430-8652	浜松市中区元城町103-2
名古屋市	健康福祉局健康部健康増進課	052-972-4075	460-8508	名古屋市中区三の丸3-1-1
京都市	保健福祉局こころの健康増進センター	075-314-0355	604-8854	京都市中京区壬生仙念町30
大阪市	大阪市こころの健康センター	06-6922-8520	534-0027	大阪市都島区中野町5-15-21 都島センタービル3F
堺市	健康福祉局健康部精神保健課	072-228-7062	590-0078	堺市堺区南瓦町3-1
神戸市	保健福祉局保健所保健課精神保健福祉係	078-322-5271	650-8570	神戸市中央区加納町6-5-1
岡山市	保健福祉局保健福祉部保健管理課	086-803-1251	700-8546	岡山市北区鹿田町1-1-1 保健福祉会館7F
広島市	健康福祉局障害福祉部精神保健福祉課	082-504-2228	730-8586	広島市中区国泰寺町1-6-34
北九州市	保健福祉局障害福祉部精神保健福祉課	093-582-2439	802-8501	北九州市小倉北区城内1-1
福岡市	保健福祉局健康医療部保健予防課	092-711-4270	810-8620	福岡市中央区天神1-8-1
熊本市	健康福祉局障がい者支援部障がい保健福祉課精神保健福祉室	096-361-2293	862-0971	熊本市中央区大江5-1-1 ウェルパルくまもと3F

表6. 各都道府県精神保健福祉担当課一覧（令和4年4月現在）

都道府県名	主管部（局）主管課	電話番号	郵便番号	所在地
北海道	保健福祉部福祉局障がい者保健福祉課	011-204-5279	060-8588	札幌市中央区北三条西6
青森県	健康福祉部障害福祉課	017-734-9307	030-8570	青森市長島1-1-1
岩手県	保健福祉部障がい保健福祉課	019-629-5450	020-8570	盛岡市内丸10-1
宮城県	保健福祉部精神保健推進室	022-211-2518	980-8570	仙台市青葉区本町3-8-1
秋田県	健康福祉部障害福祉課	018-860-1331	010-8570	秋田市山王4-1-1
山形県	健康福祉部障がい福祉課	023-630-2240	990-8570	山形市松波2-8-1
福島県	保健福祉部障がい福祉課	024-521-8204	960-8670	福島市杉妻町2-16
茨城県	保健福祉部障害福祉課	029-301-3368	310-8555	水戸市笠原町978-6
栃木県	保健福祉部障害福祉課	028-623-3093	320-8501	宇都宮市塙田1-1-20
群馬県	健康福祉部障害政策課精神保健室	027-226-2640	371-8570	前橋市大手町1-1-1
埼玉県	保健医療部疾病対策課	048-830-3565	330-9301	さいたま市浦和区高砂3-15-1
千葉県	健康福祉部障害者福祉推進課	043-223-2396	260-8667	千葉市中央区市場町1-1
東京都	福祉保健局障害者施策推進部精神保健医療課	03-5320-4462	163-8001	新宿区西新宿2-8-1
神奈川県	福祉医療局保健医療部がん・疾病対策課精神保健医療グループ	045-210-4727	231-8588	横浜市中区日本大通1
新潟県	福祉保健部障害福祉課いのちとこころの支援室	025-280-5201	950-8570	新潟市中央区新光町4-1
富山県	厚生部健康課	076-444-3223	930-8501	富山市新総曲輪1-7
石川県	健康福祉部障害保健福祉課	076-225-1427	920-8580	金沢市鞍月1-1
福井県	健康福祉部障がい福祉課	0776-20-0634	910-8580	福井市大手3-17-1
山梨県	福祉保健部障害福祉課	055-223-1495	400-8501	甲府市丸の内1-6-1
長野県	健康福祉部保健・疾病対策課	026-235-7109	380-8570	長野市南長野幅下692-2
岐阜県	健康福祉部保健医療課	058-272-8275	500-8570	岐阜市薮田南2-1-1
静岡県	健康福祉部障害者支援局障害福祉課	054-221-2435	420-8601	静岡市葵区追手町9-6
愛知県	保健医療局健康医務部医務課こころの健康推進室	052-954-6622	460-8501	名古屋市中区三の丸3-1-2
三重県	医療保健部健康推進課	059-224-2273	514-8570	津市広明町13
滋賀県	健康医療福祉部障害福祉課	077-528-3548	520-8577	大津市京町4-1-1
京都府	健康福祉部精神保健福祉総合センター	075-641-1815	612-8416	京都市伏見区竹田流池町120
大阪府	大阪府こころの健康総合センター総務課	06-6691-2811	558-0056	大阪市住吉区万代東3-1-46
兵庫県	健康福祉部障害福祉局いのち対策室	078-362-9498	650-8567	神戸市中央区下山手通5-10-1
奈良県	福祉医療部医療政策局疾病対策課	0742-27-8683	630-8501	奈良市登大路町30
和歌山県	福祉保健部福祉保健政策局障害福祉課	073-441-2641	640-8585	和歌山市小松原通1-1
鳥取県	福祉保健部ささえあい福祉局障がい福祉課	0857-26-7862	680-8570	鳥取市東町1-220
島根県	健康福祉部障がい福祉課	0852-22-6321	690-8501	松江市殿町1
岡山県	保健福祉部健康推進課	086-226-7330	700-8570	岡山市北区内山下2-4-6
広島県	健康福祉局健康対策課	082-513-3069	730-8511	広島市中区基町10-52
山口県	健康福祉部健康増進課精神・難病班	083-933-2944	753-8501	山口市滝町1-1
徳島県	保健福祉部健康づくり課こころの健康担当	088-621-2221	770-8570	徳島市万代町1-1
香川県	健康福祉部障害福祉課	087-832-3294	760-8570	高松市番町4-1-10
愛媛県	保健福祉部健康衛生局健康増進課	089-912-2403	790-8570	松山市一番町4-4-2
高知県	地域福祉部障害保健支援課	088-823-9669	780-8570	高知市丸ノ内1-2-20
福岡県	保健医療介護部健康増進課こころの健康づくり推進室	092-643-3265	812-8577	福岡市博多区東公園7-7
佐賀県	健康福祉部障害福祉課	0952-25-7401	840-8570	佐賀市城内1-1-59
長崎県	福祉保健部障害福祉課	095-895-2456	850-8570	長崎市尾上町3-1
熊本県	健康福祉部子ども・障がい福祉局障がい者支援課	096-333-2234	862-8570	熊本市中央区水前寺6-18-1
大分県	福祉保健部障害福祉課	097-506-2733	870-8501	大分市大手町3-1-1
宮崎県	福祉保健部障がい福祉課	0985-32-4471	880-8501	宮崎市橘通東2-10-1
鹿児島県	くらし保健福祉部障害福祉課	099-286-2754	890-8577	鹿児島市鴨池新町10-1
沖縄県	保健医療部地域保健課	098-866-2215	900-8570	那覇市泉崎1-2-2

精神科救急傷病者に対する治療は、入院治療と薬物療法が行える精神科医療につながなくては進まないことが多い。したがって、いかにして精神科医療機関につなぐようにするかが最も大切なことである。

明らかに精神科救急と思われるときは、精神科救急医療相談窓口に相談すること。精神科救急に関する相談窓口となる各政令指定都市（**表5**）、各都道府県（**表6**）の精神保健福祉担当課の一覧表を示す。また、全国の精神保健福祉センターでも相談を受け付けている。

また、自傷・他害の危険が迫っていると感じたら、迷わず110番通報すること。精神科救急と身体科救急はまったく別のシステムで運営されているので、搬送先がないことに注意する。

精神障害者への対応では、精神障害別の対応よりも精神症状別の対応の方が、実践的で役に立つことが多い。1つの精神症状はさまざまな精神障害に跨ってみられるものであり、現実的には現在の精神症状に対して対応せざるを得ないからである。

7. 精神科救急について[4]

前述のように、精神科救急とは、緊急に、精神科診察が必要な傷病者に対する医療活動をいう。

各自治体によってシステムは多少異なるが、夜間・休日帯は当番病院が行っている。自傷・他害の恐れがあり、措置入院のための鑑定を要するものをハード救急、自傷・他害の恐れのないものをソフト救急と便宜上呼んでいる。ハード救急は、指定された基幹病院が行っている。

8. 精神科救急に関連する法律[4]

精神科救急に関して、2つの法律がある。1つは警察官職務執行法であり、もう1つは精神保健及び精神障害者福祉に関する法律（以下、精神保健福祉法）である。

警察官職務執行法　第3条
　自傷・他害の危険性がある精神障害者と思われるケースを保護し、24時間以内に医療施設などに収容すること。

精神保健福祉法　第23条
　警察官は、職務を執行するに当たり、異常な挙動その他周囲の事情から判断して、精神障害のために自身を傷つけ又は他人に害を及ぼすおそれがあると認められる者を発見したときは、直ちに、その旨を、最寄りの保健所長を経て都道府県知事に通報しなければならない。

9. 精神保健福祉法について

　精神保健福祉法は、精神障害者の福祉の増進および国民の精神保健の向上を図ることを目的とした法律であり、具体的には以下のことを行う。

①精神障害者の医療および保護を行うこと。
②障害者総合支援法とともに、精神障害者の社会復帰の促進、自立と社会経済活動への参加の促進のために必要な援助を行うこと。
③精神疾患の発生の予防や、国民の精神的保健の保持および増進に努めること。

　精神科病床は、精神保健福祉法に基づいて運用されており、精神保健福祉法による強制的医療行為は、患者の、①非自発性入院、②隔離、③身体拘束、の3つである。
　いずれも、精神保健指定医の診察が必要である。

10. 精神保健福祉法による入院形態[5]

　精神保健福祉法で定められた入院形態は以下の5つである。

1 任意入院

・患者本人の同意による入院。

2 医療保護入院

・精神障害があり、病識や判断力が低下または欠如が認められ、
・患者本人の同意が得られない場合の非自発性入院。
・保護者または市区町村長の同意による。
・精神保健指定医1名の診察により判定。

3 措置入院

・精神障害に基づく自傷・他害のおそれが続く場合の非自発性入院。
・都道府県知事または政令指定都市の長の命令による。
・精神保健指定医2名の判定の一致を要する。
・国都道府県立精神病院、その他の指定病院のみ。

4 応急入院

・精神障害があり、病識や判断力が低下または欠如が認められ、
・患者本人の同意が得られない場合の非自発性入院。
・身元不明もしくは保護者に該当する者との連絡が取れない場合。

・精神保健指定医1名の診察により判定。
・72時間まで。
・応急入院指定病院のみ。

5 緊急措置入院

・精神障害に基づく自傷・他害のおそれが続く場合の非自発性入院。
・手続きが間に合わない場合。
・精神保健指定医1名の診察により判定。
・72時間まで。
・国都道府県立精神病院、その他の指定病院のみ。

通常は 1 2 3 の入院形態であり、4 5 は特殊な入院形態であまりみられない。

11. 救急搬送の一連の流れ

　精神科救急が疑われる事例については、通信指令室に通報が入った時点で、警察への通報が望ましい。幻覚・妄想状態や興奮状態などで、自傷・他害の危険のある傷病者に対する通報では、特に警察への通報が必要と思われる。現場到着までの間に、精神疾患に関する情報、すなわち、通報者は誰か、精神科疾患の診断名、かかりつけ医、精神症状の種類や程度、自傷・他害の危険性などが聴取できればよい。

　現場では、精神疾患を疑ったとしても、身体疾患が潜んでいないかを、常に留意しておく必要がある。身体疾患を見落とすと、生命予後にかかわることもあるからである。バイタルサインと意識レベルの確認が最も重要となる。

　精神疾患に関する聴取は、家族がいれば、家族から行うのがよい。本人の診察と家族からの聴取は、それぞれ別々の隊員が同時並行で行う。

　少しでも身体疾患が疑われた場合は、迷わず身体科救急を選定する。身体疾患は否定的で精神疾患が疑われた場合は、かかりつけ医か地域の精神科救急医療体制に則り搬送する。

12. 病院選定の原則[6]

　自傷行為や自殺企図による外傷や急性中毒など身体科診療が優先されると判断された場合は、身体症状の緊急度や重症度の判断に従って、初期〜三次救急施設を選定して搬送するのが原則である。精神症状の治療が優先されると判断された場合は、かかりつけの医療機関があれば事情が許す限りその医療機関に搬送する。かかりつけの医療機関が遠方であったり入院病床がなかったり、精神科の治療歴がない場合は、地域の精神科救急医療体制に則り傷病者を搬送する。現実的には、精神科医療機関の受け入れは悪い。

13. 精神科救急の現状

　現状は、十分な機能を果たしていない。この理由は、ソフト救急の対応にある。ソフト救急は、ハード救急に比べて、はるかに数が多いのだが、この対応がほとんど機能していない。受け入れ先がほとんど見つからず、対応に困っているのは、本人のみならず、家族や周囲の者や現場の救急隊や一般救急医療関係者であるのが現状である。ソフト救急で最も対応が難しいのはパーソナリティ障害の傷病者であり、精神科医であっても扱いたがらない傾向にある。日本の精神病院は8割以上が民間病院であるため、労力のかかる精神科救急を行うには、設備費や人件費など行政による予算化が必要であるが、現状では不十分である。また、大学における精神科教育も改善していかなければ、根本的問題は解決していきそうにないが、地域によっては機能しているところも出てきたので、早急な改善は無理にしても、今後に期待したい。

14. 精神科救急の運営について

　わが国の制度として、身体科救急は厚生労働省の医政局が、精神科救急は厚生労働省の社会・援護局が管轄する。縦割り制の強い省庁では、局同士の円滑な連携は困難である。身体科救急と精神科救急の円滑な連携が行われるようになれば、精神科救急が発展するものと考える。

　精神科医をはじめとして、精神科医療施設の最も苦手な領域は、身体疾患である。設備は身体的治療には適しておらず、検査も不十分にしか行えない。緊急時の対応は、重症の場合、救急車で身体科病院に転院となる。したがって、夜間・休日の精神科救急では、精神科救急の触れ込みで来院した傷病者の精神症状が、身体疾患によるものではないと否定されていないと、時には傷病者の生命予後にかかわる危険もある。一方、身体科の医療施設では隔離室などの環境はないため、精神症状が悪くなると身体拘束や鎮静に頼らざるを得ず、長期間の入院加療は困難である。

　双方の治療を兼ね備えた医療機関を新たにつくることは問題の解決になるであろうか。答えはNOである。なぜなら、身体科病院も精神科病院も、これ幸いと、双方の治療を兼ね備えた医療機関に受け入れを委ねることになるからである。傷病者が集中して搬送されるといった量的問題だけでなく、精神症状と身体症状の双方の治療を行うための質的な労力も大きく、医師や看護師などの医療スタッフが疲弊してしまい、運営困難になってしまう。

　では、どうすべきか。双方の治療を兼ね備えた医療機関をつくるよりも、機能を分化させ、身体科救急を扱う救命救急センターと、精神科救急を扱う精神科病院との、円滑な連携が有効と思われる。身体疾患か精神疾患かの鑑別が困難な例や、精神症状がメインであるがリストカットなどの身体的治療を要する例などは、まず、救命救急センターに搬送し、身体的な検査や治療が終了した時点で、夜間・休日であっても、速やかな精神科当番病院の受け入れが行われるようになれば、精神症状を呈する傷病者の受け入れはスムーズになるものと考え

る。

このような方向に、救急医療が向かっていくことを期待している。

15. 傷病者への具体的対応法

　精神症状を呈している傷病者に接する際の、具体的な留意事項を箇条書きする。最も大切なことは、偏見をもたないことである。偏見をもっていると、医学的な視点で傷病者をみることができなくなってしまうからである。

　①本人に身分・名前を名乗る。
・なぜ来たのかの理由も伝える。
　②正確な情報収集。
・(必要性を説明したうえで)必要な情報はためらわずに。
・無理強いはしない。
・興味本位な質問はしない。
　③患者の視野に入るように。
・正面からの直視はなるべく少なくする。
　④会話はゆっくりと。
　⑤自信をもって。
・接する側の不安や緊張は相手に伝わる。
　⑥身体的問題が優先される場合は「強攻策」をためらわない。
・その際には、なぜ必要なのかをきちんと説明しながら。
　⑦話したがっているときは傾聴の姿勢で。
・状態・状況を理解しようとするための質問は一向にかまわない。
・相手の話した言葉で返す。
・必要な情報提供を織り交ぜる(「どこの病院へ行く」「どれくらいで着く」「どの辺を走っているか」など)。
・話したくなさそうなときは沈黙に耐えることも必要。

　これらの点は、精神科の傷病者だけなく、他の身体疾患の傷病者を搬送するときにも当てはまる。

16. 家族への対応

　傷病者の生命的危機は、同時に心理的危機でもあり、社会的危機でもある。傷病者の家族も同様に、心理的・社会的危機にさらされる。家族が精神的に動揺するのは当然のことである。

　救急現場は、以下の2点で特徴的である。すなわち、①突発的であること、②身体的重症度が高いこと、である。これを家族側からみれば、①情報が不足しやすい、②状態を受容しにくい、という特徴がある。このような特徴を踏まえて、家族への対応を述べる。

①情報を正確に伝える

「重症と思われます」「今のところわかりません」「○○病院へ搬送します」など、ありのままの事実を伝えることが重要である。気休めに、「大丈夫です」とか「心配いりません」などとは言わないこと。また、家族の中のキーパーソンに伝えるようにすること。

②言葉より態度が伝わる

家族が精神的に不安定なのは当然である。家族がパニック状態で、現場での活動がやりにくいこともしばしばあると思われる。このような場合、救急隊員の自信ある態度が、言葉よりも家族を安心させるものである。自信ある態度は、1日で成り立つものではなく、個々の救急隊員の自己研鑽にかかっているものと思われる。

③家族のニーズにどこまで応じるか

できる限り応じるべきと思うが、何よりも、傷病者を早急に医療機関へ搬送することが優先されるので、できないことは、はっきりと断ること。

④救急救命処置を行う場合

救急救命士による救急救命処置を理解していない方もいるので、家族に説明してから処置を行うこと。

以上述べたことは、傷病者の病状について不安を抱く家族に対する一般的な対応だが、別の視点でも家族は重要である。家族は情報収集のための最大の協力者であるばかりでなく、傷病者搬送時における最大の援助者でもあるからである。

診断や状態像の把握には、家族からは、①既往歴、②家族歴、③生活歴、④現病歴、の情報を聴取する。かかりつけ医がいれば、⑤病名、⑥通院先、⑦薬手帳に書かれた服薬内容、を確認する。精神症状を呈している傷病者の搬送時も、家族から聴取する項目は、通常の搬送時と同様である。

精神症状を呈する傷病者の搬送が、その精神症状のために円滑に行われない場合もある。興奮が強かったり不安が強かったりすると、現場だけでなく、救急車内でも危険な行動に出る可能性がある。こういう状況では、家族の協力が必要になる。家族は普段生活を共にしているので、傷病者の要求を理解しやすく、傷病者の異常行動に対しても、その対処を心得ていることが多い。見知らぬ救急隊員の言動は、却って傷病者を刺激することにもなりかねない。状況によっては、不穏な傷病者の搬送時に救急車に同乗してもらい、傷病者の安全な搬送のために協力してもらうことも必要である。

また、明らかに精神科救急のために傷病者搬送ができなくなった場合は、精神科救急システムと身体科救急システムの違いとその仕組みを説明し、精神科救急窓口相談の電話番号を必ず伝えること。傷病者の搬送方法には、民間の搬送業者もあることが伝えられれば、より親切であろう。

17. 搬送先（身体科）医師への対応

精神症状のようにもみえるが意識障害の可能性もあり、身体的疾患を否定したくないこと

を伝える必要がある。バイタルサインや意識レベルを含めた身体的所見と、考えられる身体的疾患を伝えられるとよい。搬送先の対応の悪さは救急隊員の一番のストレスといわれているが、身体的疾患の可能性を、粘り強く主張したい。

18. 搬送先（精神科）医師への対応

　かかりつけ医が精神科クリニックの場合は、救急隊が搬送できる可能性はほとんどないと考えてよい。ただ、アドバイスはもらえるだろう。アドバイスどおりに進まない場合は、再度かかりつけ医にアドバイスをもらうようにするとよい。
　かかりつけ医が精神科クリニックではなく、精神科病院であった場合は、身体的疾患が否定的であり、精神疾患による搬送要請であることを伝え、嫌がられても、平日の日中であれば受け入れてもらえるよう粘るべきである。

19. MC（メディカルコントロール）医師への相談

　問題の解決にならないかも知れないが、精神症状のある傷病者搬送で困った場合は、MC（メディカルコントロール）医師へ助言を求めるのもよい。精神科救急の制度を知らない医師もいるが、よいアドバイスをくれる医師もいるので、1つの方法である。

20. 警察官への対応

　救急要請時に、精神症状による搬送困難が予想される場合は、指令室の段階で警察官を要請すべきである。現場で自傷・他害の危険のある場合は、23条通報の適応であることを強く主張しなくてはならない。
　発生場所が自宅でない場合、警察官は23条通報を行わず、傷病者を自宅まで搬送して警察署に帰ることが多い。また、自宅から通報の場合、警察官が傷病者を警察署に連れていくことは、刑事事件でもない限りまずない。民事不介入の原則はあるが、精神障害が疑われ、自傷・他害の危険のある傷病者を保護し、最寄りの保健所長を経て都道府県知事に通報し、精神科病院に収容することは警察官の義務である。
　23条通報にならなくても、かかりつけの精神科病院が受け入れた場合、その精神科病院に搬送するまでの間、不穏な傷病者搬送中の安全を確保するために、警察官の護衛を依頼する必要が生じることもある。23条通報は嫌がっても、目的地までのパトロールカーによる護衛は、受け入れてくれることは多い。

21. 一般市民に対する啓発

　精神科救急システムが円滑に稼働していない傾向があるので、消防署が一般市民に対して、啓発活動を行うことも必要と思われる。一般市民の多くは、精神症状であれ身体症状であれ、

緊急に発生した病気に対して、救急要請する。身体科救急システムと精神科救急システムの違いを知っている人は意外に少ない。

　身体科救急は119番、精神科救急は110番であり、それぞれの自治体の精神科救急医療相談窓口の連絡先もあらかじめ伝えておく工夫が、現場での混乱を防止する役割を果たすものと思われる。通報者は搬送を断られると困って激高したりもするが、受け入れ先が紹介されれば安心する。

　啓発活動の方法は、インターネットでの配信でも、パンフレットでも、講演会でも、機会を見つけて、地域住民の理解を得ることが大切であろう。

■ 文　献

1) 加藤正明, 保崎秀夫, 三浦四郎衛, ほか：精神障害. 精神科ポケット辞典 新版, p160, 弘文堂, 東京, 2000.
2) 加藤正明, 保崎秀夫, 三浦四郎衛, ほか：精神病. 精神科ポケット辞典 新版, p164, 弘文堂, 東京, 2000.
3) 宮岡　等：精神症状の把握の仕方と鑑別診断の進め方. 内科医のための精神症状の見方と対応, pp1-13, 医学書院, 東京, 1995.
4) 救急隊員用教本作成委員会(編)：精神科救急とは. 救急隊員標準テキスト, 改訂第4版, p165, へるす出版, 東京, 2013.
5) 救急隊員用教本作成委員会(編)：精神科の入院形態. 救急隊員標準テキスト, 改訂第4版, p167, へるす出版, 東京, 2013.
6) 救急隊員用教本作成委員会(編)：搬送先医療機関の選定. 救急隊員標準テキスト, 改訂第4版, p167, へるす出版, 東京, 2013.

■ 参考文献

1) 市村　篤：精神障害の理解編. こころサポーターハンドブック, 秦野・伊勢原地域自殺対策テキスト編集委員会(編), pp56-64, 神奈川県秦野保健福祉事務所, 神奈川, 2012.
2) 市村　篤：精神障害. 救急救命レビューノート, 田中秀治, 徳永尊彦(編), pp160-165, 文光堂, 東京, 2008.
3) 市村　篤：救命救急での精神障害者へのアプローチ. 救急現場学へのアプローチ, 山本五十年(編), pp285-292, 永井書店, 大阪, 2008.
4) 市村　篤：精神科的対応. 研修医の救急医療研修のための基礎知識, 改訂第4版, 澤田祐介(編), pp292-298, 三共, 東京, 2006.
5) 市村　篤：精神科的対応のポイント. 救急羅針盤, 太田祥一(編), pp257-280, 荘道社, 東京, 2005.
6) 市村　篤：救急現場での精神科的対応総論. プレホスピタル・ケア 17(2)：49-52, 2004.
7) 福井東一, 粕田孝行：おもな疾患とその看護. 新看護学・精神疾患患者の看護 第8版, pp231-245, 医学書院, 東京, 1993.
8) 黒澤　尚：精神科救急疾患. 標準救急医学 第3版, pp520-528, 医学書院, 東京, 2001.

第Ⅱ部 各論

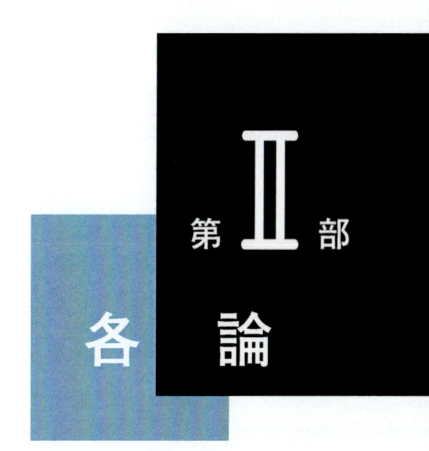

　病院前の精神科関連の救急搬送を実践的に学ぶには、なんと言っても実際の症例について学ぶのが最も効果的と思われる。本書は総論よりも、実践的な各論に力点を置いている。実際の現場で、自分ならどう対処するかを考えながら、症例と照らし合わせてほしい。

　救急現場では、精神疾患別の対応と精神症状別の対応の双方の知識が役立つ。精神疾患別の対応にはエビデンスが多く、精神症状別の対応は現場で直接役立つ。以下、よくみられる精神疾患別の解説と対応法、精神症状別の解説と対応法について述べる。便宜上、精神疾患別と精神症状別の項目に分けたが、重なる箇所も多いので、厳密に分類してあるわけではない。どの症例から読んでもよいので、日々の活動に役立てて頂ければ幸いである。

1 気分障害（双極性障害、単極性障害）

　最近の精神医学会の分類では、躁うつ病（双極性障害）とうつ病（単極性障害）は、うつ状態など症状は似ているが、異なる分類となっている。

　原因は不明。一言でいうと感情面の精神疾患である。気分が高揚し過ぎる「躁状態」と、気分が沈み過ぎてしまう「うつ状態」とがある。そして、躁状態とうつ状態を交互に繰り返す躁うつ病（双極性障害）と、うつ状態のみのうつ病（単極性障害）とがある。症例数は、うつ状態の方が躁状態よりはるかに多いが、双極性障害は単極性障害に比べ、遺伝的要因が強く、かつ重症である。双極性障害と単極性障害は似て非なるまったく別の精神障害との意見もある。

　双極性障害の男女比はほぼ1：1で、30歳以前の発症が多い。生涯罹患率は0.5％とされる。単極性障害は女性に多く、30歳以降の発症が多い。単極性障害は、先行するなんらかのストレス要因が認められることが多い。生涯罹患率は10％とされる。

　双極性障害も単極性障害も、うつ状態では同じ症状を呈する。

　中核症状としては抑うつ気分、興味や喜びの喪失、易疲労性がある。その他の精神症状としては、思考制止（思考の進み方が緩慢で考えが浮かばないこと）、精神運動制止（意欲が減退し行動が著しく減少すること）、不安感、焦燥感、自責感、悲哀感がある。身体症状としては、不眠、食欲低下がある。

　重症になると、希死念慮（死にたいという気持ち）が生じ、うつ状態に特徴的な4つの妄想が出現することがある。①心気妄想（癌などの重い病気になったと確信すること）、②貧困妄想（経済的に破綻したと確信すること）、③罪業妄想（大きな罪を犯したと確信すること）、④微小妄想（自らの健康状態、経済状態、倫理観などを確信的過小評価すること）、である。重症例ではその他、著しい不安・焦燥感のために多動となる激越うつや、著しい精神運動制止のために昏迷状態がみられることもある。

　最も注意すべきことは、自殺企図である。自殺企図は、救急医療の搬送対象になることが多い。自殺企図は、うつ状態の最悪期に発生するものではなく、うつ状態に入り始めた時期、あるいは回復期に起こりやすい。特に、4つの妄想のいずれかを伴う場合や、激越うつでは自殺企図の危険性が高い。

　悲観的な患者の訴えに対しては、うなずくなどして静かに耳を傾ける。悪化させるので励ましてはならない。

　治療は休養・薬物療法・精神療法である。

　単極性障害のほとんどは軽快する。一方、双極性障害は再発を繰り返し、完全治癒例は少ない。離婚率が最も高いのも特徴である。

症例 1 ■ 58歳、男性

20歳代にうつ病を発症し、30年以上精神科に通院している。現在は1ヵ月に1回定期的に近医である精神科クリニックに通院している。今までに3回の入院歴あり。30歳代からは無職。障害年金を受け取っており、高齢の母親と2人暮らし。1週間前より抑うつ状態が悪化し、食事を摂らなくなったという。精神科クリニック主治医からは精神科病院への入院を勧められていたという。床の中から動けなくなったため、高齢の母親から救急要請があった。

血圧100/70 mmHg、脈拍数110回/分、呼吸数24回/分、体温37.6℃、意識JCS I-1、GCS E4V5M6、瞳孔：左4.0 mm、右4.0 mm、対光反射：左（＋）、右（＋）

皮膚は乾燥し、ツルゴールが低下しており、脱水が疑われた。

かかりつけの精神科クリニックに収容を依頼したが、受け入れを拒否され、脱水による衰弱の加療目的で、精神科のある当救命救急センターに搬送となった。

脱水の程度や栄養状態は、入院を必要とするほどではなかったが、自宅での介護が限界とのことなので、とりあえず輸液を行って入院とし、2日後に精神科病院へ転院となった。

症状　動けない ➡ 現場判断　うつ病・脱水 ➡ 病院選定　かかりつけ精神科クリニック ➡ 受け入れ × ➡ 工夫　精神科のある三次救急施設の選定 ➡ 搬送先　当救命救急センター ➡ 診断　うつ病・脱水 ➡ 評価　精神科のある総合病院を選定したのは無難

解説

うつ病が悪化し、かかりつけのクリニック主治医から、精神科病院への入院を勧められていた症例である。うつ状態が悪化すると、食事が摂れなくなることはよくあることなので、栄養不良や脱水になる前に精神科病院に入院するなど、早めの対策が必要である。いざ、救急搬送時になると、精神科クリニックはかかりつけであってもまず受け入れることはない。医師は1人であり、通常の外来診療中であり、身体的治療が行える設備やスタッフなどの環境が整っていないからである。かかりつけでない場合、精神科病院も受け入れることはまずない。搬送先としては、脱水の加療のできる身体科の病院となるが、精神科のない病院では、うつ病の治療ができないとの理由で受け入れを拒否することもしばしばある。精神科のある総合病院を選択するのが無難であろう。総合病院であっても、受け入れ状況は地域によってさまざまであり、救急隊に理解のある医師のいる病院は、精神科関連に限らず救急隊にとっては大切な資源なので、普段から交流を深める工夫などが必要であろう。

■ 参考文献

1) 救急隊員用教本作成委員会（編）：うつ病．救急隊員標準テキスト，改訂第4版，pp168-169，へるす出版，東京，2013．

2 中毒性精神病

薬物や化学物質によって起こる精神疾患である。最も多いのはアルコール中毒である。

アルコール中毒は、急性アルコール中毒と慢性アルコール中毒に分けられる。急性アルコール中毒は飲酒量と比例して起きる単純酩酊と、飲酒量に比例しない、いわゆる酒乱と呼ばれる異常酩酊がある。異常酩酊は犯罪とつながりやすい。アルコールが身体から抜けてしまえば、正気に戻る。これに対して、慢性アルコール中毒はアルコールの常習者に起こり、身体を壊しても止められず、社会的信用を失ってしまうものも多い。アルコールを中断すると禁断症状が出現し、震えが止まらず、小さな動物が見える状態が1週間程度続くこともある。一時的な入院治療では根本問題は解決しないので、断酒会などの互助会の力が必要である。

また近年は、覚醒剤や危険ドラッグ（合成カンナビノイド）による中毒が増加している。めまい、動悸、発汗などの自律神経症状を伴い、気分変動、錯乱などが認められる。注射痕の有無を確認することは大切なことであるが、吸入薬や経口薬によるものが増えている。原因不明の意識障害や高体温を呈する患者には積極的に覚醒剤中毒を疑い、尿検査が可能な施設であれば、トライエージ® などの乱用薬物スクリーニングキット検査で確認している。治療はまず中毒症状に対して行われるが、背景に薬物に依存するパーソナリティ障害が絡んでいることが多い。

その他、医療の治療薬でも中毒性精神病は起こる。代表的なものが肝炎などの治療薬であるインターフェロンと、膠原病などの治療薬であるステロイドである。どちらの薬剤も、抑うつ症状が発生することが知られている。

なお、アルコール依存症について以下に詳述する。

1 診断基準

アルコール依存症の診断基準にはさまざまなものがあるが、以下のものが覚えやすいので記しておく。

過去1年以内に、以下の6項目のうち3項目以上当てはまれば、アルコール依存症と診断する。

①どうしても飲みたい。
②適量にとどめることができない。
③酒を止めると、離脱症状が出る。
④酒量が増えている。
⑤酒以外の楽しみがなくなる。
⑥酒によって体調を崩していても、酒が止められない。

2 発生要因

①人格要因
意志が弱く、依存的、自己中心的、道徳心が低い。

②環境因
家庭の不和、大酒家の家系。

③耐性形成
バルビツール酸系と同程度の耐性。

3 症　状

①精神症状
はじめは機会的飲酒。次第に習慣的飲酒。仕事に遅刻・欠勤。迎え酒をし終日飲酒。職場を退職。酔って拘留。社会的問題行動、経済的困窮、離婚、悪循環。

②身体症状
胃炎・下痢・膵炎・肝障害などの消化器症状、心筋症などの心・血管系症状、手指や舌の振戦・四肢の痺れ・腱反射低下などの神経症状。

4 アルコール依存を基盤に生じる精神病

①アルコール性認知症
認知症の症状を呈することもある。

②アルコール性コルサコフ精神病
最近の記憶の障害・見当識障害・作話症などからなる定型的な健忘症候群。生命の危険は少ないが予後不良。

③アルコール性嫉妬妄想
妄想は嫉妬妄想が主。多くは飲酒中止によって次第に消失。

④ウェルニッケ脳症
急性せん妄状態と健忘症候群、発熱、傾眠、昏睡が不規則に持続して出現し、神経学的症状として瞳孔障害、痙攣発作がしばしばみられ、そのまま急性に経過して死亡する。ビタミンB_1欠乏が原因と考えられている。

5 治　療

①急性症状の治療
- 飲酒の中止。入院治療が望ましい。
- 輸液・ビタミン・電解質・栄養補給。
- ベンゾジアゼピン系薬物（ジアゼパム）の投与。
- 興奮の激しい場合は、ハロペリドールやクロルプロマジンの投与。

②アルコール依存の治療
- 抗酒薬療法…ジスルフィラムとシアナマイド。

- 抗不安薬…ベンゾジアゼピン系薬物。抗うつ薬を使用する場合もある。
- 精神療法…個人精神療法、集団精神療法。
- 断酒会…アルコール依存の既往をもつ人たちの互助会。

6 予 後

家族や職場などの援助があるものでは予後がよいが、家庭が崩壊し、単身者になってしまっているものは予後不良。

症例 2 ■ 63歳、男性

40歳代からは無職。生活保護で暮らしている。独居。40歳代に、アルコール中毒症のために精神科病院に入院歴あり。現在は通院していない。アルコールを止めていた時期もあったというが、現在は安酒を連日飲み続けている。食事も不規則で、酒を飲んでいる間は、つまみ類も口にしないという。

飲酒中に嘔吐したところ血液が混入しており、飲酒を止めて横になっていた。翌日も少量の吐血があったが、放置していた。翌々日、今度は大量の吐血があったため、自ら救急隊を要請した。酒を止めてからの2日間、まったく飲まず食わずの状態であったという。

血圧98/70 mmHg、脈拍数106回/分、呼吸数20回/分、体温37.4℃、意識JCS I-2、GCS E4V4M6、瞳孔：左4.0 mm、右4.0 mm、対光反射：左（＋）、右（＋）

身体が震えており、特に手の振戦が激しい。発汗を認め、特に手掌の発汗が目立った。皮膚は乾燥し、ツルゴールは低下していた。本人にしか見えない「『ゲンシ鳥』という小さな青い鳥が次々に分裂して、身体に入ってくるので恐ろしい」と言い、「ほら、そこにいる」と指差して怯えている。

救急隊は、アルコールの離脱症状を疑ったが、まずは吐血の治療が重要と考え、精神科のある当救命救急センターに搬送した。

胃潰瘍からの出血を認め、内視鏡的に止血の処置を行った。その後に入院となったが、不穏な状態が続くため、鎮静と身体拘束を行い、輸液を行って経過を観察した。

精神症状は5日間で軽快したが、栄養状態が悪く、関連の身体科の病院に転院となった。

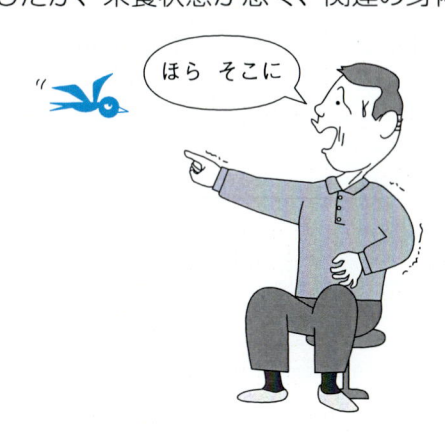

> 症状　吐血　➡　現場判断　上部消化管出血・アルコール依存　➡　病院選定　三次救急　➡　受け入れ　〇　➡　搬送先　当救命救急センター　➡　診断　胃潰瘍からの出血・アルコール依存　➡　評価　吐血の治療を優先したのは正解

解　説.

　アルコールの離脱症状を伴った吐血の症例である。救急現場では、吐血や肝障害などの身体疾患の治療のために搬送され、入院中に離脱症状が出現することが多い。

　アルコール離脱症状は、飲酒中止数時間ないし2日以内には、ラム酒発作とも呼ばれるアルコール性てんかん様痙攣発作が起こることがあり、単発または数回出現する。

　飲酒中止後、2日目以降には、発汗・不眠などの自律神経症状や手指の振戦が出現し、次いで不安・焦燥などが現れ、そのうち幻覚を伴うせん妄状態に陥る。この状態は振戦せん妄と呼ばれ、アルコール離脱の典型的な症状である。幻覚は幻視が主で、小動物幻視・小人幻覚・情景的幻視が特徴的である。患者の両眼瞼の上から眼瞼を軽く圧迫し、暗示を与えると、人工的に幻視を引き出せるリープマン現象や、自分の職業に関連する、例えば大工が釘を打つようなしぐさをする職業せん妄も認められる。これらの症状は3～7日で消失する。

　稀に、幻聴を主とする幻覚症が出現するアルコール幻覚症も認められ、飲酒中止後、数日から数週で消失する。

　本例は吐血を伴っており、身体的治療を優先したのは正しい判断であったが、アルコールの離脱症状のみであった場合は、精神科救急と身体科救急のどちらを選択すべきであろうか。

　アルコールの離脱症状は、輸液などの身体的な加療を行いつつ経過観察することが多い。輸液程度の身体的治療であれば精神科病院でも可能であるため、アルコールの離脱症状は、原則として精神科救急として扱われている。

　アルコール依存症患者の、アルコールを止めるための入院プログラムは救急の対象とはならないので、アルコール依存症に対する治療を専門とする病院で行われるのが好ましい。しかし地域によっては、たとえ精神科救急であっても、アルコール依存症患者は専門外なので診られないという理由で、受け入れを拒否する精神科病院も多い。この本当の理由は、治療が大変かつ困難なため、精神科医が抱えたがらないからである。

　アルコールからの離脱に伴う振戦せん妄は意識障害であるため、外因性精神障害である。したがって、身体科救急の病院選定でもよいと思われる。アルコールの離脱症状のみの傷病者の搬送に関しては、救急隊の所属している地域の状況で、病院選定をすればよいのではないだろうか。

症例 3 ■ 34歳、女性

結婚して6年。結婚を契機に仕事を辞め、専業主婦をしている。一昨年男児が誕生し、現在2歳。夫は仕事で帰宅が遅く、休日出勤も多い。次第に夫婦の会話が噛み合わなくなり、口論が増えるようになってきていた。もともと酒は好きであったが、徐々に酒量が増え、連日、日中から飲むようになっていた。加えて食欲不振となり、全身倦怠感も出現してきた。下半身に倦怠感を自覚し、歩くのも億劫になっていたが、育児があるので我慢していた。次第に足の痺れやむくみ、動悸、息切れ、感覚が麻痺するなどの症状が現れてきたが、飲酒は続けていた。夫が帰宅する時間には大概寝ており、症状について夫には相談しなかった。

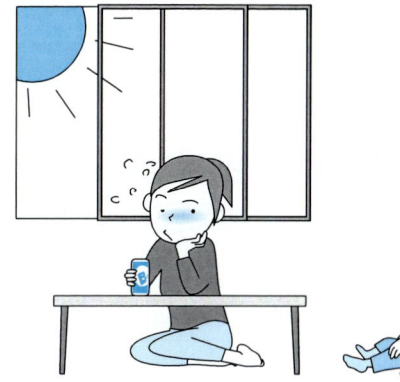

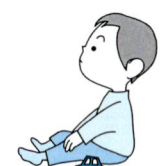

朝、子どもに食事させた後、息苦しくなり横になっていたが、手足に力が入らず起き上がれなくなったため、やっとの思いで身体を移動し、救急要請した。

血圧128/76 mmHg、脈拍数88回/分、呼吸数30回/分、体温36.5℃、意識JCS I-0、GCS E4V5M6、瞳孔：左3.5 mm、右3.5 mm、対光反射：左（＋）、右（＋）

傷病者は横になったまま動けず、下腿に浮腫を認めた。アルコール臭（＋）。心電図は洞調律であったが、SpO_2が90％であり、酸素投与を開始した。救急隊は、浮腫から心不全か腎不全を考え、低酸素状態から肺炎や心不全を考えたが、発熱がないことから肺炎を否定した。浮腫と低酸素の双方の条件を満たすのは心不全であろうと考えた。また、心不全があり体調が悪いところに飲酒したので、酒が回り過ぎて脱力になったと判断した。二次救急病院に連絡したが断られたため、当救命救急センターに搬送となった

腱反射の低下あり。脚気と診断され入院した。ビタミンB_1の投与と心不全の治療が行われ、軽快し退院となった。アルコールの離脱症状はなかった。救急医がアルコール依存の治療を行うことを勧め、入院中に一度、精神科医と本人と夫とで面接が行われたが、家族は「精神科医の話を聞いて、精神科を受診しても意味がないと感じた」と言い、精神科通院はしないまま退院となった。

症状　呼吸困難・脱力　➡　現場判断　心不全・急性アルコール中毒　➡　病院選定　二次救急　➡　受け入れ　×　➡　工夫　三次救急施設の選定　➡　搬送先　当救命救急センター　➡　診断　脚気による心不全・アルコール依存　➡　評価　脚気と判断できなかったので50点

解　説.

　本例は脚気の症例である。

　脚気の原因はビタミンB₁（チアミン）の欠乏である。徐々に進行し、末梢神経障害と心不全をきたす。全身倦怠感や手足の痺れ、下肢のむくみなどが出現する。

　糖質を分解するには、ビタミンB₁が必要である。日常生活から考えられる原因は、糖質が多く含まれる清涼飲料水やインスタント食品、アルコールなどの食品を大量に摂り過ぎると、分解にビタミンB₁が使われて体内で不足し、脚気を引き起こす原因となる。

　ビタミンB₁は水に溶けやすいため、調理のときに失われてしまうことが多く、さらに摂取しても身体に吸収されにくく、吸収された後も体外へ排泄されやすいという特徴がある。そのため、実際に摂取できるのは、もとの食品に含まれる量の約半分くらいともいわれ、ビタミンB₁は非常に摂り入れにくく、不足しやすい傾向にあるといわれている。

　このようなビタミンB₁の特性から、アルコール依存症患者のように、連日、糖質を多く含む大量のアルコールを摂取していると、ビタミンB₁が不足し、脚気となる危険が増すわけだが、脚気の初期症状である全身倦怠感が出現しても止められないのが、アルコール依存の特徴である。

　脚気を予防するには、ビタミンB₁が豊富に含まれている枝豆、玄米、ウナギ、豚肉などを摂取し、ビタミンB₁を多く摂ることが大切である。ビタミンB₁の吸収を高める成分であるアリシンが豊富な玉ネギ、ニンニク、ニラを食材に加えるとさらに効果的といわれている。飲酒は適量ならばよいが、アルコール依存症患者は適量で止められない傾向があるので、禁酒が原則である。また、食事摂取だけでは不足がちの場合は、市販のビタミン剤やビタミンB₁が含まれたドリンク剤を服用する方法もある。

　本例は、心不全を考えた救急隊員の判断は正しかったが、脱力をアルコールの直接の作用と間違えた。脚気という知識があれば、診断は難しくはなかったはずである。

　本例の最大の反省点は、精神科医がアルコール依存症患者を治療につなげなかったことである。アルコール依存症の治療は、本人や家族の治療動機が最も大切といわれており、救急現場ではアルコール依存症患者は多く来院するのだが、なかなか精神科的治療につなげないのが現状である。

症例 4 ■ 46歳、男性

　友人宅で、睡眠薬の過量服薬があったとの通報があり、救急要請された。現着時、友人と称する2名が、室内へ案内した。居間に本人が倒れていた。

血圧90 mmHg（触診）、脈拍数110回/分、呼吸数30回/分、体温40.2℃、意識JCS Ⅰ-200、GCS E1V1M4、瞳孔：左5.0 mm、右5.0 mm、対光反射：左（±）、右（±）

　室内の温度は平常。友人たちの話によると、睡眠薬を大量に飲んで倒れていたと言い、ユーロジン®という睡眠薬の60錠分の空包を見せた。時間経過が曖昧で、現病歴が聴取できず、

既往歴もわからない。さらに質問しようとすると、「友人っていっても詳しいことまでわからねえし、言う必要があんのかよ。おめえら救急隊だろ、こんなに具合が悪い奴がいるんだから、つべこべ言わずにさっさと病院に連れてけよ」と怒鳴り出すので、当救命救急センターに連絡し、「睡眠薬の過量服薬との通報で出動し、原因不明の高体温で意識障害の傷病者を収容したので搬送したい」と報告して、受け入れ許可を得て搬送した。

頭部CTは異常なし。頭部MRIは刺青のため施行せず。血液生化学検査では、多臓器障害が疑われた。友人からの問診では、現病歴、生活歴、既往歴、家族歴などは曖昧で聴取できず。尿のトライエージ® 検査で、覚醒剤反応が陽性と判明し、血液中の覚醒剤の濃度を測定すると、致死量を超えていた。ベンゾジアゼピン反応も陽性であったが、ユーロジン®の血中濃度は中毒域ではなかった。重症の急性覚醒剤中毒と診断された。注射痕は認められなかった。

血液透析を行いながら、ICUで人工呼吸器管理の下、集中治療が行われたが、数日後に死亡した。

その後、友人と称する者たちから消防署に電話があり、「オタクらの救急隊員が、現場でモタモタしていて、病院に搬送するのが遅れたために大事な友人が死んだ。それに頼んでもいないのに警察に連絡するとは、どういうことなんだ！」と謝罪を要求し、しばらくその対応に苦慮することになった。

> 症状　睡眠薬の過量服薬による意識障害　➡　現場判断　原因不明の意識障害と高体温　➡　病院選定　三次救急　➡　受け入れ　○　➡　搬送先　当救命救急センター　➡　診断　急性覚醒剤中毒（重症）　➡　評価　問診が取れない中での、正しい病院選定

解説.

原因不明の高体温と意識障害で搬送された急性覚醒剤中毒の症例である。

周囲の者も同様に覚醒剤を使用していた可能性があり、問診からは、現病歴、生活歴、既往歴、家族歴などの聴取が困難であった。注射痕が認められなかったため、経口薬か吸入薬か坐薬による覚醒剤の使用であったものと推定された。

覚醒剤はアンフェタミンとメタンフェタミンをいう。血圧上昇、散瞳、発汗、異常な口渇、便秘、食欲低下などの副作用がある。精神症状は、不眠や落ち着きのない動作、常同行為などがみられる。幻聴などの症状が生じることもあり、覚醒剤後遺症として、慢性の幻覚・妄想状態や自閉的無為といった、統合失調症の陰性症状のような症状（33頁参照）を呈することもある。静脈内注射に伴う合併症としては、注射針の共用によるC型肝炎、HIVの感染がある。過剰摂取した場合には本例のように死亡することもある。

覚醒剤の通報に関していえば、違法薬物の患者は、本例のように、しばしば、「守秘義務の遵守」「個人情報の保護」を主張し、警察への通報に対してクレームをつける。法律上、通報の義務はあるのだろうか。

結論からいうと、通報は、してもしなくても違法ではない。

覚醒剤は、麻薬及び向精神薬取締法第58条に定められた届出対象物ではない。トライエージ®の結果は証拠にはならず、警察官が実施する任意の採尿の手続きが必要となる。
　刑事訴訟法第239条第2項の規定に、「官吏又は公吏は、その職務を行うことにより犯罪があると思料するときは、告発をしなければならない」と、告発義務が課されている。このため、法律上は、医師に限らず看護職でも、国立または自治体など公立の病院に勤務している場合は、医療関係者である以前に公務員であるため、告発義務が生じる。では「守秘義務の遵守」との兼ね合いは、どのようになっているのだろうか。公的医療機関に勤務するものであっても、教育・相談支援・治療を行う立場のものが、更生・回復の観点から告発すべきでないと判断した場合は、守秘義務を優先してもよいことになっている。

症例 5 ■ 31歳、男性

　自動車単独の事故。通行人による通報。目撃者の話では、速度はあまり出ていなかったが、蛇行運転している車が、徐々に道路の左側に寄っていき、歩道脇のガードレールにぶつかって停止したとのこと。
　警察官と救急隊がほぼ同時に現着した。ガードレールと車の左前方部に凹みはあるが、車の損傷は小さかった。傷病者は運転席でハンドルを握ったまま、首をうなだれていた。警察官が外から窓をノックして、ドアを開けてもらうように頼むと、傷病者が顔を上げて中から鍵を開けたので、ドアを開けることができた。
　状況を聴取しようとしても、言っていることが意味不明でまとまりがない。

> 血圧142/86 mmHg、脈拍数96回/分、呼吸数22回/分、体温36.8℃、意識JCS I-3-R、GCS E4V3M6、瞳孔：左4.0 mm、右4.0 mm、対光反射：左（＋）、右（＋）

　胸部聴診で異常なし、圧痛もなし。目立った変形もなし。骨盤動揺もなし。
　助手席に、脱法ハーブ（現在は危険ドラッグと呼ばれている）と思われる袋があったので、危険ドラッグ使用後の意識障害による自損事故と判断し、警察官とも相談し、重症ではないが交通事故のため、当救命救急センターに搬送した。
　FASTは異常なし。CTなどの諸検査の結果、外傷の程度は軽度と判断された。尿のトライエージ®検査も異常なし。救急隊が携帯してきた袋の中の成分は、後日、合成カンナビノイドと判明した。
　意識障害があり、交通事故後でもあるため入院が決定し、病棟に入室するまで救急外来の蘇生室で待っていたが、突然、ベッドサイドにいた看護師を足で蹴りつけ、止めに入った看護師にも暴行を働き、奇声を発し、ベッドから降りて逃げ出そうとしたため、大勢で抑え鎮静薬で鎮静し、身体拘束を行った。
　翌日、覚醒した後は意識清明となり、異常な精神症状も認められなかった。脱法ハーブを店で購入し吸っていたが、途中から記憶がないことも話した。翌々日、退院となった。

> 症状　交通事故後の意識障害　➡　現場判断　危険ドラッグによる意識障害　➡
> 病院選定　三次救急　➡　受け入れ　〇　➡　搬送先　当救命救急センター　➡
> 診断　危険ドラッグ（合成カンナビノイド）による意識障害　➡　評価　交通事故
> なので、危険ドラッグに惑わされず、外傷の判断を行ったことは正しい

解説

現在は危険ドラッグに指定され規制が設けられているが、規制がないときに、脱法ハーブは全国で販売されていた。

脱法ハーブは、合成カンナビノイドを含有する化合物である。カンナビノイドは大麻に含まれる化学物質の総称で、幻覚、鎮痛、多幸感などの精神症状を引き起こす。時間感覚や空間感覚の変調をもたらす。合成カンナビノイドは、次々と化学構造式を変化させた商品がつくられ、鎮静作用の強いものから興奮作用の強いものまで、さまざまである。

尿のトライエージ® 検査では検出できず、同定は現物がないと困難である。

本例のように、凶暴化する事例もあるので、十分な注意が必要である。

症例 6 ■ 38歳、男性

高校卒業後、自動車修理工として働いてきたが、ネフローゼ症候群に罹患し、ステロイド治療を受けた。しかし、治癒することなく経過し、仕事をするとネフローゼ症候群の状態が悪化するため、仕事も辞めてしまった。独居であり、日中は何をするでもなく過ごしていた。ステロイドが増量になった1週間後から、急激に抑うつ的になり、意欲や集中力も低下し、些細なことで激高したり、悲しくて涙が出るようになった。将来に悲観的になり、希死念慮も出現するようになった。

ある日、山の中で首を吊って死のうと思い、木に登って、木の枝に紐をかけて首にも巻いて手足を放したところ、木の枝が折れてしまい自殺は失敗した。そのまましゃがみ込んで、首に紐を巻いたまま呆然としていたところを通行人に発見され、救急要請された。

> 血圧144/88 mmHg、脈拍数86回/分、呼吸数18回/分、体温36.6℃、意識JCS I-1、GCS E4V5M6、瞳孔：左3.5 mm、右3.5 mm、対光反射：左（+）、右（+）

首に淡い縊頸痕があり、「死ぬつもりでやったが失敗した」と語った。重症とは思われなかったが自殺企図であり、低酸素による脳への影響も考え、精神科のある当救命救急センターに搬送となった。警察にも連絡を入れた。

縊頸による身体的な悪影響は認められなかったが、念のため1泊入院となった。精神科医による診察も行われ、ステロイドによる抑うつ状態の可能性が高いと診断された。希死念慮は残存しており、独居の自宅に退院するのは、再自殺企図の可能性があるので危険と判断された。実家の母親に来院してもらい、病状を説明し、救命救急センター退院後、精神科病院

へ医療保護入院となった。

精神科病院では抗うつ薬が投与され、ステロイドも減量となり、入院後1ヵ月半で軽快退院となり、外来通院の継続となった。

> 症状　縊頸自殺未遂　➡　現場判断　縊頸による低酸素脳症疑い　➡　病院選定
> 精神科のある三次救急　➡　受け入れ　〇　➡　搬送先　当救命救急センター　➡
> 診断　縊頸自殺未遂・低酸素脳症なし・うつ状態（ステロイドによる）　➡　評価
> 自殺企図であるため、精神科のある総合病院を選定したのは正解

解　説．

ステロイドが原因である抑うつ状態によって、縊頸自殺未遂となった症例である。

ネフローゼ症候群のために仕事もできなくなり、病気のため将来を悲観して抑うつ状態となり、自殺企図を行った可能性もあるが、診察した精神科医は、時間経過から考えるとステロイドの副作用による抑うつ状態と判断した。ネフローゼ症候群を発症してから、病気のために仕事を辞め、何をするでもない独居生活を過ごすまでの間、だいぶ時間があったものと思われるが、この間には抑うつ状態となっていなかった。抑うつ状態になったのは、ステロイドが増量されてから1週間後であり、しかも急激に悪化している。このため、ステロイドの副作用による抑うつ状態と判断している。ステロイドによる抑うつ症状は、通常、軽いものが多いが、稀に本例のように重症化する。

この抑うつ状態の原因となったステロイドとは、どのようなものなのか。名前を聞くことの多い薬剤であるが、ここで解説しておく。

ステロイドとは生体内でつくられるホルモンの1つであり、さまざまな効果をもっている。炎症を抑えたり免疫力を抑制したりする作用がある。腎臓に隣接した副腎と呼ばれる臓器で産生される。腎臓病では、ネフローゼ症候群をはじめとする腎炎に使用される。プレドニゾロン（PSL）が使われることが多い。重症例には、ステロイドパルス療法が行われる。

急激に内服を中止すると、身体の中のステロイドホルモンが不足し、ステロイド離脱症候群と呼ばれる、血圧低下、吐き気、倦怠感、頭痛などの症状がみられることがあるので、急激な内服の中止は危険である。

ステロイドは万能薬などといわれることもあるが、実は副作用も多い。副作用は多彩で、満月様顔貌・中心性肥満、糖尿病、消化性潰瘍、高血圧・浮腫、易感染性、大腿骨頭壊死、骨粗鬆症、抑うつ状態、不眠、多幸症などの精神症状などがある。

精神症状は、通常、ステロイドの減量で改善する。ステロイドの減量が困難な場合は、抗うつ薬や睡眠薬で対処する。

また、ネフローゼ症候群とは、蛋白尿・低蛋白血症・高脂血症・浮腫を主症状とする症候群である。尿に蛋白が多く排泄されることで血液中の蛋白が減り、血液中の膠質浸透圧が下がって血管外に水分が漏れて浮腫が起こる。治療は安静と蛋白・塩分の食事制限とステロイド療法である。

症例 7 ■ 35歳、男性

　20歳代にバイクの交通事故で受傷し、緊急手術を受けた。その際に輸血を施行された。その後、社会復帰し会社に勤め、結婚して子どももできた。1年前の会社の健康診断で肝機能異常を指摘され、精密検査でC型肝炎に罹患しており、慢性肝炎になっていることが判明した。その後、半年間のインターフェロンの点滴治療を受けることになった。治療中、会社は休職扱いとなった。

　インターフェロンの治療を開始して3ヵ月頃から、妻の前で、将来に悲観的なことを語るようになった。「いずれ肝硬変になり、肝癌で死ぬのだから、迷惑をかけて申し訳ない」などと泣きながら語り、食欲がなくなり不眠となった。インターフェロンの点滴治療以外、外出することもなくなり、家にひきこもるようになった。心配した妻が、精神科クリニックの予約を取り、本人も受診に納得した。

　精神科クリニック受診当日、妻が目を覚ますと本人の姿はなく、食卓の上に遺書が残されていたため、妻は本人の両親と自分の両親に電話をかけて事情を説明した後、すぐに警察に捜索を依頼した。車がなかったので、車に乗って出かけたものと思われた。

　2時間後、山の中で排気ガスを引き込んでいる車が、近くの住人によって発見され、駆けつけた警察官によって本人であることが確かめられた。一酸化炭素（CO）中毒症の可能性があるため、救急要請された。

> 血圧124/82 mmHg、脈拍数78回/分、呼吸数18回/分、体温36.3℃、意識JCS I-1、GCS E4V5M6、瞳孔：左3.5 mm、右3.5 mm、対光反射：左（＋）、右（＋）

　本人の話では、排気ガスを吸い始めてすぐに発見されたという。重症とは思われなかったが、高気圧酸素治療の可能な当救命救急センターに搬送となった。

　一酸化炭素ヘモグロビン（CO-Hb）濃度は7％であったが、非喫煙者なので、念のため高気圧酸素療法が行われた。身体的治療は終了したが、その後も抑うつ状態が続いていたため、精神科病院へ転院となり、医療保護入院となった。

> 症状　排気ガスによる自殺未遂 ➡ 現場判断　一酸化炭素中毒疑い ➡ 病院選定　高気圧酸素療法のできる三次救急 ➡ 受け入れ　○ ➡ 搬送先　当救命救急センター ➡ 診断　一酸化炭素中毒疑い・うつ状態（インターフェロンによる） ➡ 評価　高気圧酸素療法が必要と判断したことは正しい選択

解　説

　本例は、携帯電話が普及していなかった頃の症例である。C型肝炎の原因に輸血が最も多かった時代のものである。

　CO中毒による自殺企図の手段で最も多いのは、現在は練炭によるものであるが、当時は車の排気ガスによるものであった。CO中毒とは、COに曝露することにより、組織の低酸

素状態および細胞傷害が生じ、中毒症状を認める状態である。CO-Hb 濃度の基準値は通常2％未満であり、喫煙者で5～13％である。CO-Hb 濃度の上昇があればCO中毒と診断する。中毒症状は通常、頭痛、めまい、嘔吐であるが、バイタルサインの異常、意識障害、心筋虚血、代謝性アシドーシスや高乳酸血症が認められれば重症と判断する。治療は高気圧酸素療法であり、CO-Hb 濃度が低くても高気圧酸素療法を初期に行ったものは、間欠型の遅発性神経障害が少ないとの報告がある。重症例は高気圧酸素療法に併行して、人工呼吸器の下で集中治療を行う。

　C型肝炎は血液が主な感染経路で、かつては輸血による感染が多かった。使い捨て注射器の普及や検査体制の確立のため、現在、先進国ではほとんどみられない。B型肝炎のように性行為による感染は少なく、母子感染も少ない。感染経路としては、患者の血液の付いた針を使用したものが大半を占める。例えば、針刺し事故、覚醒剤注射の回し打ち、刺青などである。

　C型肝炎の治療にはインターフェロンが用いられる。インターフェロンは、ウイルスなどの病原体や癌細胞、異物などに反応して免疫細胞が分泌するサイトカインの一種である。ウイルスや癌細胞の増殖を阻止し、免疫や炎症の調整する機能をもっている。

　通常インターフェロンの副作用では感冒のような症状が多く認められるが、投与を開始して数日で消失するといわれている。やっかいなのは脱毛であるが、これも治療終了後3ヵ月で回復する。

　不眠やうつ状態が出現することもある。本例はインターフェロンの副作用と考えられ、医原性のものである。早期発見・早期治療が必要なので、インターフェロン投与中は、家族は本人の精神状態にも注意を払うことが必要である。抑うつ状態は急速に悪化することもある。本人が精神科受診に偏見があり、恥と思っていたりすると、精神科受診当日に自殺企図することもあるので、抑うつ状態が悪化する前の早期受診が望ましい。

■ 参考文献

1) 人見佳枝：睡眠剤の過量服用によって搬送され，尿検査でアンフェタミンが検出された30代女性の事例．PEECガイドブック，日本臨床救急医学会「自殺企図者ケアに関する検討委員会」（編），pp155-163, へるす出版，東京，2012.

3 統合失調症

　以前は精神分裂病と呼ばれていた原因不明の精神疾患である。遺伝的要因も強いが、本態はいまだ解明されていない。100人に1人の割合で発症し、男女比はほぼ1：1である。思春期以降の若年に好発する。

　日常生活において、毎日のように統合失調症の人に気づかずに出会っているはずであり、偏見の方がはるかに問題と思われる。大多数が30歳以前に発症し、40歳を過ぎての発症はほとんどない。40歳以降は、再発か別の精神障害と考えた方がよい。

　「狂気」というイメージと結びつけやすいが、中核症状は「狂気」とはかけ離れたものである。「気がない」「まとまりがない」「生き生きとしていない」、いわゆる意欲減退・思考分裂・感情鈍麻の3症状が中核症状であり、慢性期の陰性症状として知られている。

　わかりやすく、「狂気」というイメージと結びつけやすい陽性症状には、以下のものがある。思考の異常としては、滅裂思考（思考もまとまりがなく、何を話しているのかまったくわからない）、思考途絶（思考の流れが急に途絶してしまう）、被害妄想などがある。知覚の異常としては幻聴などがある。自我意識の異常としては、させられ体験（自分の行為が他人からさせられているという異常体験）、憑依体験（自分に動物や悪霊が乗り移っているという異常体験）、思考吹入（外部から自分のものではない考えが吹き込まれるという異常体験）、させられ思考（外部の力によって考えさせられるという異常体験）、思考奪取（外部の力によって自分の考えが奪われてしまうという異常体験）、思考伝播（自分の考えが他人に伝わってしまうという異常体験）、思考察知（自分の考えが他人に知られてしまうという異常体験）などがある。意欲や行動の異常としては、緊張病性興奮や緊張病性昏迷などがある。

　幻覚や妄想などの陽性症状に支配され、明らかな行動異常があるような目立った症状は、急性期の症状である。急性期は統合失調症患者の長い経過の一時期的なものであり、患者の多くは慢性期にある。慢性期の場合は了解が悪い面はあるが、通常の対応で十分であり、むやみに怖がる必要はない。一般人口よりも犯罪率は低い。

　統合失調症の患者は、自殺企図、水中毒などの身体合併症、悪性症候群などの抗精神病薬の副作用などで、救急医療の対象となる。

　薬物療法が進んだため、早期発見できれば、軽症のまま外来治療で十分対応できるケースも多くなってきている。4人に1人は治癒する。治癒しなくとも、4人中3人は軽快する。

症例 8 ■ 36歳、男性

　統合失調症のため精神科病院に通院中の患者が、1ヵ月前から服薬しなくなり、2日前から行動にまとまりがなくなった。家族は、かかりつけの精神科病院に連絡したところ、連れて来れば入院させると言われたため、自分たちだけでは連れていけないと考えて救急要請した。

　通信指令室は警察官も同時要請した。救急隊と警察官が同時到着すると、傷病者は自室内で叫んでいた。不穏のため、バイタルサインは確認できない。かかりつけの精神科病院に連絡すると、救急車では受け入れられず、警察官が搬送する場合は、23条通報の手続きを取ってほしいと言う。警察官は、この程度の状態では23条通報にはならないと言う。再度、かかりつけの精神科病院に連絡し、かなり渋っていたものの、受け入れを納得してもらった。なかなか自室から出ようとしないため、警察官とともに時間をかけて本人を説得し、救急車内に収容した。父親にも救急車に同乗してもらい、パトカーも同行でかかりつけの病院に搬送した。救急車内では不穏であったものの暴れることはなく、精神科病院に到着することができた。

　この傷病者は精神科医の診察後、医療保護入院となったが、担当の精神科医は救急隊に対して、本来は救急車での受け入れはできないと苦情を言い、家族には救急車を呼んではいけないと叱っていた。

症状　精神症状が悪いので精神科病院に搬送してほしい（家族）　➡　現場判断
統合失調症の増悪　➡　病院選定　かかりつけ精神科病院　➡　受け入れ　△　➡
工夫　父親同乗・パトカーが護送　➡　搬送先　かかりつけ精神科病院　➡　診断
統合失調症の増悪　➡　評価　ルール違反だが救急隊員の粘り勝ち

解　説.

　緊急時の精神科の傷病者受け入れの悪さを示す症例である。明らかに精神科救急であり、入院施設をもつかかりつけの精神科病院ですら、この対応の悪さである。かかりつけではない精神科病院や、かかりつけであっても精神科クリニックでは、まず受け入れは困難である。警察官も23条による措置鑑定の煩雑さを敬遠する傾向があり、傷病者を搬送せずに家族を説得して警察署に戻ってしまうことも多い。救急隊も家族に傷病者搬送を委ねて、消防署に戻ってしまうこともあるが、後味が悪いものである。結局、現場の救急隊長の、精神科病院や警察官との交渉術に委ねられることとなり、大変苦労することとなる。精神科救急システムが、身体科救急システムに比べて円滑でないことが問題であり、現場の救急隊員の問題ではない。たとえ改善されないとしても、このような症例を集めて書面にし、消防署から精神科救急の担当行政に訴えることは必要である。何もしなければ、対応に困るのはいつまで経っても現場の家族と救急隊員である。

　精神症状が悪化すると、家族が傷病者を精神科医療施設に搬送するのは容易なことではない。家族に金銭的に余裕があれば、民間の搬送業者で搬送する方法もある。また、精神科病院の訪問看護を受けている場合などは、平日日中であれば精神科病院の男性職員が搬送を手

伝ってくれる場合もある。いずれにせよ、現場での工夫に委ねられているのが現状である。
　精神症状の悪い傷病者を搬送しなくてはならなくなった場合は、できるだけ刺激しないようにし、家族の救急車同乗や警察官付き添いでの搬送などの現場での工夫が必要である。

症例 9 ■ 32歳、女性

　1ヵ月前から、「家の中が監視されている、盗聴されている」と言い出し、1週間前に夫と近医の精神科クリニックを受診し、統合失調症の疑いと診断され、抗精神病薬（リスペリドン）の内服薬を処方された。3日前から手の震えが出現していたが、昨日より39℃の発熱と筋強直が出現し、発語もなくなり水分も摂らなくなった。夫は、最初は精神的な症状が増悪したものと考えていたが、様子がおかしいので救急要請した。

血圧100/70 mmHg、脈拍数120回/分、呼吸数28回/分、体温39.6℃、意識JCS Ⅰ-3-A、GCS E4V1M4、瞳孔：左4.5 mm、右4.5 mm、対光反射：左（＋）、右（＋）

　発汗著明で、筋強直を認めた。瞬目はあるが、開眼して1点を凝視している。発語はない。抗精神病薬による悪性症候群を疑い、当救命救急センターに搬送された。
　服薬を中止し、集中治療室に入院して身体的には軽快したが、精神症状は軽快していなかったため、精神科病院に転院し、医療保護入院となった。

症状　発熱・筋強直 ➡ 現場判断　悪性症候群 ➡ 病院選定　三次救急 ➡ 受け入れ　○ ➡ 搬送先　当救命救急センター ➡ 診断　悪性症候群 ➡ 評価　悪性症候群は今や救急隊員の常識

解　説．

　悪性症候群とは、抗精神病薬服用中に出現しうる重篤な病態で、発熱、筋強直、発汗・頻脈などの多彩な自律神経症状と意識障害を呈し、対応が遅れると、腎不全や呼吸不全などで死に至るものである。大半が抗精神病薬服用開始後、2週間以内に発症する。発症機序は明らかにはなっていない。悪性症候群の診断基準を示す（**表8、9**）。
　早期診断にはLevensonの基準が、確定診断にはCaroffの基準が有用である。救急隊員は、Levensonの基準は暗記しておいた方がよい。大症状の発熱と筋強直の2項目、小症状の頻脈と意識障害と血圧の異常と発汗と呼吸促迫の5項目は現場で判定でき、悪性症候群と診断できるからである。本症例もLevensonの基準を満たすので、悪性症候群と診断できる。
　悪性症候群に似た症状を呈するものとして、セロトニン症候群がある。セロトニン症候群は、抗うつ薬の選択的セロトニン再取込み阻害薬（selective srotonin reuptake inhibitor：SSRI）などのセロトニン神経伝達を強める薬剤を過量服薬した際などに生じる。不安・焦燥・興奮などの精神症状とミオクローヌス、腱反射亢進が特徴的で、CK（creatine kinase）

表8. Levensonの悪性症候群の診断基準

以下の大症状の3項目を満たす、
または、
大症状の2項目＋小症状の4項目を満たせば、確定診断

大症状	①発熱 ②筋強直 ③血清CKの上昇
小症状	①頻脈 ②血圧の異常 ③頻呼吸 ④意識変容 ⑤発汗過多 ⑥白血球増多

(Levenson JL：Neurotic malignant syndrome. Am J Psychiatry 142：1137-1145, 1985による)

表9. Caroffの悪性症候群の診断基準

以下5項目すべてを満たせば確定診断
1．発症の7日以内に抗精神病薬投与を受けていること(デポ剤の場合2〜4週間以内)
2．38.0℃以上の発熱
3．筋強直
4．次の中から5徴候
　①精神状態の変化
　②頻脈
　③高血圧あるいは低血圧
　④頻呼吸あるいは低酸素症
　⑤発汗あるいは流涎
　⑥振戦
　⑦尿失禁
　⑧CK上昇あるいはミオグロブリン尿
　⑨白血球増多
　⑩代謝性アシドーシス
5．他の薬剤の影響、他の全身性疾患や神経精神疾患を除外できる

(Caroff SN, Mann S：Neurotic malignant syndrome. Med Clin North Am 77：185-202, 1993による)

の上昇は20％と低いことが悪性症候群との鑑別となる。

　セロトニン症候群は悪性症候群同様、身体科救急の対象となるので、あまり搬送に関して問題はないが、統合失調症の中で緊張病と呼ばれる型があり、悪性症候群と類似した症状を呈するものがあるので注意を要する。緊張病の最重症型に、致死性緊張病と呼ばれる病態がある。これは、強い昏迷や興奮などに加えて発熱や自律神経症状を伴い、60％以上に筋強直、90％以上にCK上昇を認め、死に至る。悪性症候群との鑑別は、悪性症候群での意識障害は無言・緘黙が前景となるが、致死性緊張病では、緊張や興奮が目立つことが鑑別となる。

　致死性緊張病は厳密には精神科救急であるが、身体疾患か精神疾患か鑑別のつかない場合は、まず身体疾患を疑い、身体科救急へ搬送すべきである。

症例 10 ■ 29歳、男性

　生来健康で、大学卒業後会社に就職したが、就職して2年ではっきりとした誘因なく自宅にひきこもるようになり、会社を辞めて無為な暮らしをするようになった。精神科病院を受診し、統合失調症と診断され抗精神病薬の投与を受けたが、症状は改善せず、自閉的で無為な暮らしが3年続いていた。
　自宅で痙攣発作があり、救急要請した。痙攣は数十秒程度で、強直性・間代性痙攣であり、初発であった。
　接触時、自室内で仰臥位になっていたが開眼していた。

> 血圧130/80 mmHg、脈拍数100回/分、呼吸数22回/分、体温36.5℃、意識JCS Ⅰ-2、GCS E4V4M6、瞳孔：左4.5 mm、右4.5 mm、対光反射：左（＋）、右（＋）

　会話は可能であるが、見当識障害あり。家族からの聴取では、普段見当識障害はないという。
　解離症状のような精神症状も否定できないが、てんかん発作を疑い、当救命救急センターに搬送された。
　CT検査で、前頭葉に巨大な髄膜腫が発見され入院となり、脳神経外科で腫瘍摘出術が行われ、2ヵ月後に自宅退院となった。自閉的で無為な精神症状も消失していた。

> 症状　痙攣　➡　現場判断　統合失調症・痙攣発作　➡　病院選定　三次救急　➡　受け入れ　○　➡　搬送先　当救命救急センター　➡　診断　巨大髄膜腫による痙攣　➡　評価　搬送方法に間違いはなく、髄膜腫と判断できる救急隊員はいないので、統合失調症と判断しても仕方なし

解説

　髄膜腫（図2）は、発生部位によって、かなり大きくなるまで気づかれず、放置されていることもある。たまたま撮ったCT検査で発見されることもある。日本人の脳腫瘍では最も多く、脳腫瘍全体の20％を占めるともいわれている。本症例は男性であったが、女性に多い腫瘍である。多くが良性腫瘍であり、手術で取り除くことができる。
　統合失調症と誤診され、抗精神病薬を投与されても軽快せず、3年間も髄膜腫に気づかれずにいた症例であり、痙攣が発生しなければさらに多くの時間を無駄にしてしまったであろう。最近は精神科病院でも頭部CT検査が可能な病院が増えてきたが、精神疾患であったとしても、頭部CT検査を一度は行っていた方がよいとの教訓を得た症例であった。

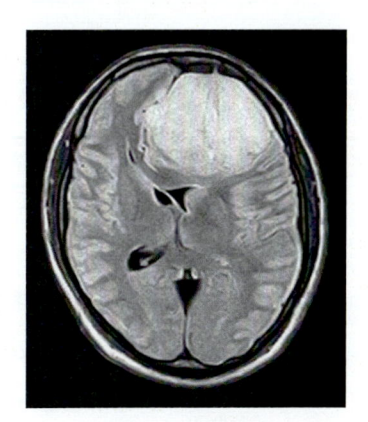

図2. 髄膜腫
（広島市中区 山村クリニックホームページより転載）

症例 11 ■ 40歳、女性

　30歳時に統合失調症を発症し、精神科病院に通院中。独身で両親と3人暮らし。入院歴は発症時に1回あるが、その後病状は安定し、現在は3ヵ月に1回、定期的に通院中。服薬はオランザピン10 mgを1日1回服用している。

　前日に風邪をひいたため、風邪薬とオランザピンを服用し早めに寝たが、午後になっても起きて来ないため、母親が部屋に様子を見に行くと、いびきをかいて寝ていた。夕方に再度本人の部屋に行くと、またいびきをかいて眠っていた。母親が声をかけても揺すっても、まったく反応がないため救急要請した。

> 血圧140/90 mmHg、脈拍数110回/分、呼吸数25回/分、体温36.5℃、意識JCS Ⅲ-300、GCS E1V1M1、瞳孔：左5.0 mm、右5.0 mm、対光反射：左（±）、右（±）

　体型は肥満が目立っていた。神経学的所見では左右差はなし。麻痺も明らかではない。ゴミ箱には空の薬包はない。

　くも膜下出血などの脳疾患を疑い、当救命救急センターに搬送された。

　頭部CT検査に異常はなく、高血糖（血糖値800 mg/dL）と診断され、生理食塩液の急速投与とインスリンの投与が行われ、入院となった。

　入院後、糖尿病が指摘され、2週間後に退院となり、糖尿病内科にも定期的に通院となった。高血糖の原因としては抗精神病薬による副作用と判断され、非定型抗精神病薬は中止となり、定型抗精神病薬に変更された。

> 症状　意識障害 ➡ 現場判断　くも膜下出血などの脳疾患 ➡ 病院選定　三次救急 ➡ 受け入れ　〇 ➡ 搬送先　当救命救急センター ➡ 診断　抗精神病薬による高血糖 ➡ 評価　抗精神病薬の副作用に高血糖があることは知っておくこと

解　説.

　抗精神病薬には、従来型の定型抗精神病薬と新しい非定型抗精神病薬とがある。非定型抗精神病薬は、定型抗精神病薬と比較すると副作用が少ないため、現在では非定型抗精神病薬が主流である。非定型抗精神病薬は、糖尿病患者に対して使用してはならない。なぜなら、高血糖を誘発するからである。

　本症例は、糖尿病も合併していた統合失調症のケースであった。病状が安定していたため、通院間隔も3ヵ月に1回であり、採血もあまり行っていなかったのではと推定され、糖尿病に気づかれなかったのではないだろうか。オランザピンは非定型抗精神病薬であり、統合失調症に対する治療効果も大きい反面、糖尿病患者に投与すると高血糖になる危険が他の抗精神病薬より高い。また副作用として肥満が発生しやすい。

　救急隊員は、代表的な薬剤の副作用をいくつか知っておいた方がよい。搬送した傷病者が

服用している薬剤の副作用を普段から勉強しておくと、現場で役立つことが多いのではないかと思われる。

症例 12 ■ 19歳、男性

　高校卒業後、大学受験に失敗し、現在自宅で浪人中。警察から監視されているとの被害妄想が出現し、近医の精神科クリニックを受診して統合失調症の疑いと診断され、抗精神病薬（リスペリドン）の投与をされている。
　夕食後に服薬し居間で休んでいると、眼球が上転し頸が横にねじ曲がり、舌が突出するようになったため、異変に気づいた母親が救急要請した。

血圧132/84 mmHg、脈拍数88回/分、呼吸数18回/分、体温36.6℃、意識JCS I-1、GCS E4V5M6、瞳孔：左3.5 mm、右3.5 mm、対光反射：左(±)、右(±)

　過去にこのような症状はなく、今回が初めてであるという。全身に筋緊張があるが、救急隊の質問には頷くことができ、なんとか言葉を発することはできる。さしたる誘因もなく突然発症し、頸が痛いと訴えていることがわかった。
　救急隊は統合失調症の緊張病様の精神症状や部分てんかんの単純部分発作を疑い、精神科のある当救命救急センターを選定し、搬送となった。
　来院後の診察の結果、抗精神病薬の副作用である急性ジストニアと診断された。抗パーキンソン薬であるビペリデン（アキネトン®）の筋肉注射が行われ、症状は15分で消失し、帰宅となった。

症状　眼球上転・舌突出 ➡ 現場判断　統合失調症の精神症状・部分てんかん ➡ 病院選定　三次救急 ➡ 受け入れ　○ ➡ 搬送先　当救命救急センター ➡ 診断　抗精神病薬による急性ジストニア ➡ 評価　抗精神病薬の副作用である急性ジストニアは知っておくこと

解説

　本例は、抗精神病薬の副作用である、急性ジストニアの症状である。急性ジストニアの知識があれば判断にそう迷うことはないが、知らないと、初めて遭遇した場合は戸惑うことになり、搬送先選定にも影響することになるので、急性ジストニアについて述べる。
　急性ジストニアは抗精神病薬の副作用である、錐体外路症状によって発症する。抗精神病薬を開始して数時間から数日の間が最も発症しやすく、48時間症候群と呼ばれることもある。抗精神病薬を増量したときにもみられることがある。10～20歳代の若年者に多く、性別では男性の方が多い。しばしば日常的にみられる症状は、眼球上転発作、眼瞼痙攣などの眼症状が最も多く、舌突出発作、咽喉頭狭窄などによる嚥下・構音障害や呼吸困難、さらに痙性斜頸、頸後屈などの頸部症状もみられる。中でも咽喉頭狭窄をきたすものは急性咽喉頭ジ

ストニアと呼ばれ、食物による窒息や突然死の要因としても重要で、特に注意を要する。

　これらの症状は精神的な緊張感と関連が強く、被暗示性に富み、説得や暗示を与えることで一時的に軽減がみられるという特徴をもち、身体表現性障害による精神症状や詐病と見誤らないようにする必要がある。

　治療は抗コリン薬が非常に有効で、その発現を予防するために抗精神病薬と併用で内服されることもある。急性ジストニアは患者の苦痛感が大きいため、できるだけ早急に症状を消失させなくてはならない。ビペリデンの筋肉内注射は即効性があり、注射後約10～20分で効果が出現する。これが無効の場合はベンゾジアゼピン系薬剤であるジアゼパムの静脈内注射を試みる。

　しばしば急性ジストニアが発現する場合は、抗精神病薬を減量するか、より低力価の抗精神病薬に変更する必要がある。

　統合失調症の緊張病症状は、無言・無動で1点を凝視したままであり、本例とは異なる。部分てんかんの単純部分発作は、顔や手足のごく軽い痙攣であり、眩しい、変な臭いがするなどの感覚異常や吐き気などの自律神経症状、時計の音が速く感じるなどの多彩な症状が出現するのが特徴であるため、やはり本例の症状とは異なっている。

　本例は、急性ジストニアの症状の知識があったか否かの差が出たケースであった。

■ 参考文献

1) 救急隊員用教本作成委員会(編)：統合失調症．救急隊員標準テキスト，改訂第4版，p168，へるす出版，東京，2013.
2) 和田　健：悪性症候群の患者への対応．救急に必要な精神科的知識と対応，上條吉人(編)，pp175-180，総合医学社，東京，2012.
3) Levenson JL：Neurotic malignant syndrome. Am J Psychiatry 142：1137-1145, 1985.
4) Caroff SN, Mann S：Neurotic malignant syndrome. Med Clin North Am 77：185-202, 1993.
5) 和田俊樹：急性ジストニア．抗精神病薬の使い方，大月三郎(監)，pp155-156，日本アクセル・シュプリンガー出版，東京，1996.

4 認知症

　認知症とは、もともと健全であった知能水準が、後天的に低下してしまう障害である。広い意味では精神障害に該当するが、本態は知能障害である。

　認知症の中核症状（表10）と周辺症状（表11）を示す。中核症状のうち、記憶障害と認知機能障害の2項目があり、これらのために日常生活に支障をきたす場合に認知症と診断する。周辺症状の有無は問われない。

　認知症の診断に最も多く使用されている改訂長谷川式簡易知能評価スケールを示す（表12）。30点満点で、20点以下は認知症の疑いとなる。

　アルツハイマー型、レビー小体型、血管性の3つのタイプが多い。それぞれのタイプで症状は異なるが、知能障害を呈することは同じである。

　認知症は高齢者に多くみられるため、精神症状だけでなく、身体合併症の治療も重要である。転倒や徘徊など、介護する家族の負担がかかりやすく、ケアマネジャーの援助やデイサービス、グループホームなど、介護サービスの利用が必要である。医療より介護が主力となる。

　認知症の人との接し方のポイントを表13に示す。認知症患者と接するとき、最も大切なことは、その人の歩んできた歴史を重んじる姿勢であろう。認知症だから無理だろうと決めつけずに、その人を尊重する態度で接していると、かなりの情緒的反応を引き出すことができる。よき話し相手になるよう心がけることである。

表10. 中核症状

すべての認知症患者に普遍的に観察される症状
1．記憶障害
2．見当識障害（時間・場所・人物の失見当）
3．認知機能障害（計算能力の低下・判断力の低下・失語・失認・失行・実行機能障害）

表11. 周辺症状（BPSD）

患者によって出たり出なかったり、発現する種類に差がある症状
・抑うつ（最も多い）
・妄想（物盗られ妄想が多い）・幻覚
・不安・焦燥
・徘徊
・異食症
・暴言・暴力
・性的羞恥心の低下
・睡眠障害

表12. 改訂長谷川式簡易知能評価スケール

No	質問内容		配点	記入
1	お歳はいくつですか？（2年までの誤差は正解）		0　1	
2	今日は何年の何月何日ですか？　何曜日ですか？ （年月日、曜日が正解でそれぞれ1点ずつ）	年	0　1	
		月	0　1	
		日	0　1	
		曜日	0　1	
3	私たちが今いるところはどこですか？ （自発的に出れば2点、5秒おいて、家ですか？　病院ですか？　施設ですか？　の中から正しい選択をすれば1点）		0　1　2	
4	これから言う3つの言葉を言ってみてください。あとでまた聞きますのでよく覚えておいてください。 （以下の系列のいずれか1つで、採用した系列に○印をつけておく） 　1：a) 桜　b) 猫　c) 電車 　2：a) 梅　b) 犬　c) 自動車		0　1 0　1 0　1	
5	100から7を順番に引いてください。 （100−7は？　それからまた7を引くと？　と質問する。最初の答えが不正解の場合、打ち切る）	(93)	0　1	
		(86)	0　1	
6	私がこれから言う数字を逆から言ってください。 （6-8-2、3-5-2-9） （3桁逆唱に失敗したら打ち切る）	2-8-6	0　1	
		9-2-5-3	0　1	
7	先ほど覚えてもらった言葉をもう一度言ってみてください。 （自発的に回答があれば各2点、もし回答がない場合、以下のヒントを与え正解であれば1点） a) 植物　b) 動物　c) 乗り物		a：0　1　2 b：0　1　2 c：0　1　2	
8	これから5つの品物を見せます。それを隠しますので何があったか言ってください。 （時計、鍵、ハサミ、鉛筆、硬貨など必ず相互に無関係なもの）		0　1　2 3　4　5	
9	知っている野菜の名前をできるだけ多く言ってください。 （答えた野菜の名前を右欄に記入する。途中で詰まり、約10秒間待っても出ない場合にはそこで打ち切る） 5個までは0点、6個＝1点、7個＝2点、8個＝3点、9個＝4点、10個＝5点		0　1　2 3　4　5	

満点：30点
20以下は認知症の疑いあり

合計得点　□

表13. 認知症の人との接し方のポイント

1. 認知症だからと決めつけない。
2. その人の特徴や人生の歴史を知る姿勢。
3. 状況を把握する（どんなときに困った症状が出るのか）。
4. 認知症の人は、自分が正しいと思っているので、健常者の価値を押しつけない。
5. 説得、言って聞かせるは、効果がないことが多い。

症例 *13* ■ 80歳、女性

アルツハイマー型認知症と診断されている。週に3回、デイサービスに通っている。

嫁が庭の草刈りを終えて部屋に戻って来ると、ペットボトルのキャップに入れて台所に置き忘れていたホウ酸団子が2つなくなっていることに気づいて、本人に尋ねたところ、「食べた」と言ったので、救急要請した。

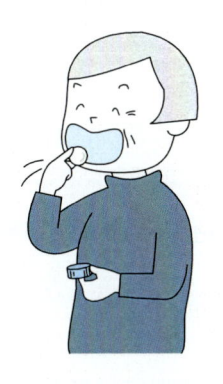

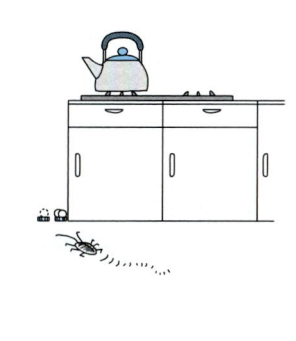

血圧118/84 mmHg、脈拍数75回/分、呼吸数18回/分、体温36.5℃、意識JCS I-1、GCS E4V5M6、瞳孔：左3.0 mm、右3.0 mm、対光反射：左(＋)、右(＋)

救急隊がどのくらい食べたのかと問いても、「1つ」と言ったり「3つ」と言ったり、「食べてない」と言ったりする。「いつ食べたか？」の質問にも、「昨日」と答え、「なぜ食べたのか？」の質問には答えず、「まずくなかったか？」の質問には、「まずかった」と答えた。「まずいのに食べちゃったの？」の質問には、「食べちゃった」と言う。本人はまったく無症状であったが、誤飲した可能性もあるため、当救命救急センターに搬送された。

入院して経過を観察した。血中濃度を測定したところ、ホウ酸は検出されず、身体症状も出現しなかったため、翌日退院した。

症状　毒物誤飲疑い　➡　現場判断　ホウ酸誤飲疑い・認知症　➡　病院選定　三次救急　➡　受け入れ　○　➡　搬送先　当救命救急センター　➡　診断　ホウ酸の誤飲なし　➡　評価　認知症の傷病者であり、ホウ酸を誤飲したものとして判断したことは正しい

解　説.

ホウ酸は温泉などに多く含まれ、殺菌剤やゴキブリ退治の殺虫剤などに使用される。

常温常圧では無色の結晶または白色粉末で、過量摂取すると下痢など消化器系の不良が生じ、死亡することもある。

ゴキブリ退治に使用されるホウ酸団子は、ホウ酸を団子状にしたものであり、子どもや精神遅滞患者、認知症患者が食べ物と誤って口にする可能性があるので、目につくところや簡単に手の届くところには置かないことが大切である。

本例は、幸いに誤飲していなかったが、認知症患者は知能が低下しており、記銘力も低下しているため、本人の証言があてにならないことが多い。誤飲したのかしていないのかわからない場合は、誤飲したと考えて搬送することが必要である。

症例 14 ■ 82歳、女性

　施設入所中。昼食中時に食事を喉に詰まらせ、椅子から崩れるように倒れた。発見した職員によって、詰まらせた食物は掻き出され、呼吸は再開したが意識は回復しなかったため、職員によって救急要請された。

血圧138/84 mmHg、脈拍数95回/分、呼吸数18回/分、体温36.5℃、意識JCS Ⅲ-200、GCS E1V1M4、瞳孔：左4.0 mm、右4.0 mm、対光反射：左(±)、右(±)

　胸部聴診で肺野に雑音あり。気管内異物による誤嚥性肺炎を疑い、かかりつけでもある二次救急病院を選定し、搬送となった。
　誤嚥性肺炎の治療のため入院加療が行われた。肺炎は軽快したが歩行ができなくなり、老人病院に転院し、再び誤嚥性肺炎を起こして死亡した。

症状　食事誤嚥・窒息 ➡　現場判断　誤嚥性肺炎・意識障害・認知症 ➡　病院選定　二次救急 ➡　受け入れ　○ ➡　搬送先　二次救急病院 ➡　診断　誤嚥性肺炎 ➡　評価　高齢者の食物による誤嚥・窒息は、今後も増加するものと思われる

解　説.

　認知症患者はほとんどが高齢者であり、施設内に限らず家庭内でも、食物の誤嚥や転倒の危険が常につきまとっている。歯がなくなって食物を噛みにくくなったり、嚥下機能が衰えるなどで飲み込みが悪くなり、食物を喉に詰まらせやすくなる。気道異物で窒息することもある。誤嚥性肺炎は、食物が気管内に入ることで起きるが、気管内に入った異物を咳き込むことで排出する機能が低下すると、頻回に誤嚥性肺炎を繰り返すことになる。また、転倒により骨折して入院すると、歩行ができなくなったり、認知症が進行することになってしまう。寝たきり生活になるとさらに誤嚥しやすくなり、高齢者の骨折は命取りともいわれる所以である。
　認知症の傷病者の搬送は、こうした合併症によるものがほとんどであり、高齢者の受け入れを嫌がる病院が多いのも事実である。高齢者は合併症の治療が長引きやすく、退院の目処がつかない傾向があるためである。
　救急事例ではなく、認知症患者が一般の身体科病院を受診する際の主訴で最も多いのは不定愁訴である。明らかな身体的異常がないことも多い。
　また、施設や家庭から徘徊し迷子になるケースもあるので、認知症患者のいる家族は衣類に住所や名前を書いておくなどの工夫が必要である。

5 身体表現性障害

　主要な病像は、検索結果は繰り返し陰性で、病状にはなんらの身体的基盤もないという医師の保証にもかかわらず、医学的検索を執拗に要求するとともに、繰り返し身体症状を訴えるものである。なんらかの身体的障害があるにしても、それらは、症状の性質や範囲あるいは患者の苦悩やとらわれと合致するものではない。

症例15 ■ 56歳、男性

　独居。生活保護受給中。10年前に転落外傷で受傷し、その後、腰背部痛が軽快せず、痛みがひどいときには救急車を呼ぶようになった。近医の整形外科で痛み止めを処方されているが、あまり効果がなく、過量服薬の既往もあり精神科も紹介されて、精神科病院にも通院していた。この10年間、痛みは軽快するどころかさらに悪化し、ここ1年は連日のように救急車を呼び、地元搬送先の病院ではトラブルを繰り返していたため、地域の救急医療施設すべてから受け入れを拒否されていた。比較的寛容であった精神科病院の院長ともトラブルになり、本人から受診を中断してしまった。このため、本人から119番通報があると、救急隊は搬送先に困り、三次救急施設である当救命救急センターは受け入れ拒否がないため、毎回、遠方から当センターに搬送するのが慣例となっていた。傷病者は来院し特別扱いをしてもらえないと腹を立て、医療スタッフに度々食ってかかり、帰宅するときは介護タクシーを毎回使用していた。何回か当直の精神科医にも診察を依頼したが、診察後、近医の精神科を受診するように本人に伝え、宛先なしの紹介状を渡すにとどまっていた。

　当日も、深夜に飲酒し、その後、腰背部痛の悪化を自覚し、痛み止めでも疼痛が治まらないために、救急要請した。

> 血圧130/70 mmHg、脈拍数79回/分、呼吸数22回/分、体温36.5℃、意識JCS I-1、GCS E4V5M6、瞳孔：左3.0 mm、右3.0 mm、対光反射：左（＋）、右（＋）

　当日は救急隊員に対して、あまりにも横柄な態度を取ったため、若い機関員が思わず本人に説教したところ逆ギレされ、隊長が本人に謝るエピソードがあった。その後、当救命救急センターに搬送となったが、救急車内でも救急隊員に罵声を浴びせ続けていた。

　鎮痛薬の投与を行った後、医療スタッフにも文句を言いながら、介護タクシーで帰宅した。

> 症状　**腰痛** ➡ 現場判断　**飲酒・腰痛** ➡ 病院選定　**三次救急** ➡ 受け入れ
> ○ ➡ 搬送先　**当救命救急センター** ➡ 診断　**身体表現性障害** ➡ 評価　**三次救急施設の適応ではなく、救急隊員は、近隣の当番病院に搬送するための工夫が必要**

解　説.

　本症例の診断名は、身体表現性障害の中の持続性身体表現性疼痛障害である。持続性身体表現性疼痛障害の診断基準では、頑固で激しい痛みを主要な愁訴とするが、それは生理的過程や身体的障害によって完全に説明できない。主たる原因として影響を及ぼしていると結論するに足る情緒的葛藤や心理社会的問題に関連して生じ、結果的には、個人的なものであれ、医療的なものであれ、援助を受けたり注目をひいたりすることが著明に増える障害とされている。気分障害や統合失調症の経過中に生じる心因性起源と推定できる痛みは含まれない。

　多くの症例で、痛みの原因となる身体疾患があり、その痛みが徐々に原疾患の身体的な痛みでは説明がつかず、痛み止めも効きにくい状態となっていく。孤独で寂しい環境と未熟なパーソナリティがしばしば認められる。本人の訴えを受け止めるよい相談相手がいたり、抗うつ薬の投与が行われたりすると痛みが軽減することがある。患者を受け止められる根性のある精神科医に恵まれた患者は幸せであるが、現状は厳しく、身体科を頻回に受診し、トラブルを起こして敬遠され、本人の医療不信も深まって、ますます悪化していくものも多い。

症例 *16* ■ 42歳、男性

　独居、大酒家、工場勤務。1年前から、突然に全身の筋力が失われる発作に襲われるようになった。初回の発作は、5月の連休中に家で酒を飲んでおり、ひと眠りしてから目を覚ますと、手足の力が入らなくなっていた。6時間程度で徐々に症状が回復してきたが不安なため、休日診療所を受診したが、若い当番医が診療しており、「はっきりとした異常がないので、精神的なものも考えられる」と言われた。その1週間後にも、飲酒した後、同様の症状が出現し6時間程度で軽快した。休日診療所の医師に言われたこともあり、精神科クリニックを受診したところ、「アルコールによる症状ではないか」と言われた。酒は仕事中には飲んだことはなく、自宅に帰ってからであり、大酒家ではあるが、酒のために仕事を休んだことはない。納得できずにいたが、酒は控えていた。その後、酒を飲まない休日にも脱力発作が出現したため、軽快してから再び休日診療所を受診した。明らかな異常所見はなく、精神科的なものが疑わしいとのことだったので別の精神科クリニックを受診した。懇切丁寧な精神科医であり、「アルコールが原因ではありません。身体表現性障害の身体化障害（後述）です。時間がかかりますが、焦らず治療していきましょう」と本を示して説明され、抗不安薬を処方されて定期的な通院が始まった。精神科に通院していることは、誰にも言わなかった。

　今度は工場の職場で勤務中、突然の脱力発作が起こり、会社の同僚が救急要請した。

> 血圧146/86 mmHg、脈拍数72回/分、呼吸数18回/分、体温36.5℃、意識JCS I-0、GCS E4V5M6、瞳孔：左3.0 mm、右3.0 mm、対光反射：左（＋）、右（＋）

全身の力が入らず、立ち上がれない。

救急隊は、まずかかりつけの精神科クリニックに連絡したが、「完全予約制なので診察はできない」とヒステリックな対応で、助言ももらえなかったため、精神科のある当救命救急センターへの搬送となった。

来院後の諸検査で低カリウム（K）血症が認められ、点滴でKの補充を行うと、間もなく軽快し帰宅した。診断名は周期性四肢麻痺であった。

その後当院の内科に通院し、甲状腺機能亢進症が指摘されてその加療が行われ、症状が完全に消失した。

> 症状　脱力発作 ➡ 現場判断　精神症状 ➡ 病院選定　かかりつけの精神科クリニック ➡ 受け入れ × ➡ 工夫　三次救急施設を選定 ➡ 搬送先　当救命救急センター ➡ 診断　周期性四肢麻痺 ➡ 評価　搬送手順はよいが状態の判断は誤っており、周期性四肢麻痺は知っておくこと

解説．

身体表現性疾患と間違えられた周期性四肢麻痺の症例である。

周期性四肢麻痺とは、突然に両側性に全身の筋力が失われ、発作は6～24時間程度、長ければ数日続き、その後再び正常に戻る可逆性疾患である。わが国では甲状腺機能亢進症に伴う低K性周期性四肢麻痺が多い。低K性周期性四肢麻痺の典型例では、酒を大量に飲んだり、イベントなどで多くの食物を食べた翌朝に起き上がれなくなって発症する。発作のない間欠期には症状はない。患者は脱力発作の発生に不安を感じ、納得できる説明を求めて医療機関を転々とすることもある。

治療は、発作時は点滴によるKの補充、間欠期にはK製剤の服用を行い、そして何よりも原疾患の甲状腺機能亢進症の治療を行う。

本例の不幸だった点は、初回発作時に低K血症と診断されなかったことである。一次救急施設では検査設備が整っていないこともある。また、周期性四肢麻痺という疾患を考えなかった場合は、精神疾患と間違われたりもする。

参考までに、身体表現性障害の身体化障害とは、どのような障害なのかを説明しておく。主要な病像は、多発性で繰り返し起こり、しばしば変化する身体症状があり、少なくても2年は続く。ほとんどの患者は、一次的な医療と専門的な医療の両者を受診した長く複雑な治療歴をもっており、その間に行われた多くの検査の所見が陰性に終わったり、多くの手術が無効に終わったりしている。症状は身体のどのような部分や器官系にも出現する。障害の経過は慢性的で動揺性であり、しばしば社会的、対人関係的、家族的な行動の崩壊に結びつく障害である。

■ 参考文献

1) 中根允文, 岡崎祐士：身体表現性障害. ICD-10「精神・行動の障害」マニュアル, pp114-118, 医学書院, 東京, 1994.

6 解離性（転換性）障害

　以前はヒステリーと呼ばれていた症状を呈する。

　未熟性格でストレス耐性の低い若い女性に好発する。ストレス負荷の多い出来事や対人関係上の問題など社会的、環境的、心理的な問題が心因となって、それらに対する不安や葛藤からの現実逃避として、痙攣様発作、運動障害、知覚障害などの身体症状（転換型）、最近の重要な出来事が思い出せないという健忘、突然に家庭や職場を離れて放浪する遁走、解離性昏迷などの精神症状（解離型）など多彩な症状が生じる。

　解離性昏迷は心理的誘因があり、通常は目撃者のないところでは生じず、外傷を負うことが少なく、失禁がみられず、無表情で四肢は弛緩していることが多く、人のいないところでは長く続かず、暗示的に動作を促すと反応が出やすい、などの特徴がある。

症例 17 ■ 16歳、女性

　公園のベンチのすぐ傍の地面にうつ伏せになって倒れているところを、遊びに来た子どもたちに発見され、通行人の通報で救急要請された。

　現着時、何人かの大人に囲まれて、ベンチに座っていた。倒れる前の目撃者は誰もいない。着衣が汚れている程度で、目立った外傷なし。本人は会話可能であった。しかし、自分の名前も住所も、これまでの経過も、何も覚えていないという。周囲の人々の情報からは、しばらくうずくまっていたが、揺すったり叩いたり呼びかけたりしたところ、目を開けてゆっくり起き上がったので、ベンチに座らせて話をしていたという。

血圧 126/82 mmHg、脈拍数 74回/分、呼吸数 16回/分、体温 36.5℃、意識 JCS I -0、GCS E4V5M6、瞳孔：左 3.0 mm、右 3.0 mm、対光反射：左（＋）、右（＋）

　警察にも連絡し相談したが、警察官は器質的（身体的）障害を原因とする記憶喪失ではないことを否定してほしいとのことであった。

　救急隊は、精神科的な疾患を最も疑ったが、せん妄などの意識障害も否定できないため、当救命救急センターへ搬送となった。

　来院後の諸検査で身体的な異常は認められず、解離性（転換性）障害が疑われた。身元不明で帰宅先も見つからず、警察官も精神疾患があると保護できないとのことで引き取りを渋ったため、入院となった。

　翌日も記憶が戻らず、翌々日に名前を言えたので、ケースワーカーと警察に協力してもらい、身元が判明した。両親の来院後に退院となった。精神科医の診察もあり、宛先なしの精

神科医療機関への紹介状を渡していた。

　小学生の頃に両親が離婚し、母親の元で育てられたが、母親は以前から交際していた男性と入籍した。本人にとって新しい父親が家に住むようになって3ヵ月経ったところだという。現在高校1年生で、母が再婚してから深夜に帰宅したり、友人宅を泊まり歩くなどの行為が目立ち、当日は母親と口論後、失踪したという。

> 症状　記憶喪失 ➡ 現場判断　せん妄などの意識障害疑い ➡ 病院選定　三次救急 ➡ 受け入れ　○ ➡ 搬送先　当救命救急センター ➡ 診断　解離性障害 ➡ 評価　精神症状も考えられるが、わからないときは身体的疾患をまず考えること

解　説

　解離（転換）症状にはさまざまな症状がある。本例は、解離性遁走が認められる。解離性健忘は部分的な健忘であり、本例のように、すべての記憶の健忘が認められる場合を解離性遁走という。解離性遁走の特徴は、解離性健忘のすべての病像を有しており、それに加えて通常の日常的な範囲を越えた意図的な旅をする。遁走期間中の患者には健忘があるにもかかわらず、その間の行動は、第三者からみるとまったく正常に映ることもある。

　家庭内における葛藤に耐え切れず、現実逃避したものと考えられる。精神科的な加療が必要と思われるが治療が難しく、抱えるにはエネルギーが必要なため、精神科医でも嫌がることが多い。

　この症例も、救急隊は精神科救急のシステムには乗せなかった。精神科救急の紛らわしさを避けたためと思われる。地域によっては、精神症状を呈している傷病者の受け入れが悪いところもあるので、救急隊員は苦労しているものと思われる。

■ 参考文献

1) 救急隊員用教本作成委員会（編）：解離性（転換性）障害．救急隊員標準テキスト，改訂第4版，p169，へるす出版，東京，2013．
2) 中根允文，岡崎祐士：解離性（転換性）障害．ICD-10「精神・行動の障害」マニュアル，pp110-114，医学書院，東京，1994．

7 器質性精神病

　頭部外傷や脳梗塞、脳出血や脳腫瘍など、脳が直接的に傷害を受けることで発生する精神障害のことをいう。大雑把にいうと、急性期症状は意識障害、慢性期症状は認知症である。慢性期症状は多彩であり、前出の認知症の中核症状（表10）と周辺症状（表11）を参照してほしい（41頁）。

　急性期の意識障害は、せん妄と呼ばれる。興奮の強い寝ぼけのような症状を呈することが多い。脳に直接影響を与えている基礎疾患の治療を行うことが、精神症状を軽快させる治療そのものに直結する。基礎疾患の治療が困難な場合は対症療法を行う。急性期は入院していることが多く、意識障害を呈しているので、転倒などの危険防止に注意する。

　慢性期の認知症に対しては、生活面の介助と危険防止が中心となる。かなりの認知症になっても気持ちは通じうるので、介護者と患者の基本的な人間関係は大切である。

症例 18 ■ 73歳、女性

　夫と息子夫婦家族と二世帯住宅に住む。農家。元来几帳面で、家事はきっちりこなすタイプであった。半年前、脳梗塞で倒れて入院し、リハビリ病院を経て退院した。軽い片麻痺症状が残り、杖歩行をしている。発症前と比べ、記憶力、計算力、集中力などが落ち、本人は以前のように活動できなくなった自分を悲観し、「迷惑をかけてばかりで死にたい」と言うようになった。家族は、「何も迷惑をかけてないでしょ。そのままでいいんだから」と言っても聞き入れず、悲観的な発言が目立ち食欲も落ちてきたため、家族のつき添いのもと精神科クリニックを受診した。精神科クリニックでSSRIという抗うつ薬が処方されたが、服用すると吐き気がするので服薬を止めてしまい、通院もしなくなった。

　朝、嫁が納屋に行くと、うずくまって吐いている本人を発見し、脇に有機リン系の殺虫剤の蓋が開いており、殺虫剤の臭いが充満していたため、服毒自殺を図ろうとしたと判断し、救急要請した。

> 血圧102/74 mmHg、脈拍数98回/分、呼吸数24回/分、体温36.2℃、意識JCS I-1、GCS E4V4M6、瞳孔：左2.0 mm、右2.0 mm、対光反射：左（＋）、右（＋）

　本人も殺虫剤を服毒したと言ったため、当救命救急センターに搬送となった。

　挿管し、胃洗浄・腸洗浄などの処置を行い、集中治療室に入室した。血液から有機リンが検出されたが、致死量には至っていなかった。

　身体的治療終了後も抑うつ状態が続いているため、入院2ヵ月後に精神科病院に転院し、

医療保護入院となった。

> 症状　服毒自殺企図 ➡ 現場判断　有機リン中毒 ➡ 病院選定　三次救急 ➡ 受け入れ　○ ➡ 搬送先　当救命救急センター ➡ 診断　有機リン中毒・うつ状態（脳梗塞後の） ➡ 評価　脳梗塞後の抑うつ状態は、よくみられる症状

解 説.

　脳梗塞後の抑うつ状態は、よくみられる症状である。脳梗塞後に脳機能が低下し、以前のように活動できなくなったことを悲観することは、当然の反応である。発症以前に活動的であった場合には、余計にそう感じることであろう。脳梗塞後の抑うつ状態は、現実を受け入れ、次の希望を見い出すまでの心理的状態であり、元来の性格にも左右されることは容易に想像できるであろう。しかし、脳梗塞後の抑うつ状態は、こうした心理的側面からだけでは説明できない面もある。はっきりと解明されたわけではないが、脳梗塞の直接的な影響による抑うつ状態も考慮する必要がある。心理面のみによる抑うつ状態であれば、治療の主力は精神療法であり、抗うつ薬の効果は薄いと思われるが、実際は抗うつ薬が有効なケースも多く、脳梗塞による器質性の精神病の側面があると考えられる。

　心理的であれ器質的であれ、抑うつ状態は自殺企図に結びつきやすいので、特に不安・焦燥感が強い例や罪業妄想などの妄想がある場合は、より注意が必要である。

　有機リン中毒についても述べておく。殺虫剤に含まれる有機リンは、コリンエステラーゼ阻害作用がある。自律神経には交感神経と副交感神経があり、身体の臓器の調節は、交感神経と副交感神経のバランスによって成り立っている。副交感神経の末端からは、アセチルコリンが分泌され、すぐにコリンエステラーゼによって分解される。このコリンエステラーゼが阻害されると、アセチルコリンが分泌されたままになり、呼吸ができなくなり死亡する。地下鉄サリン事件のサリンも有機リン系の毒であり、作用機序は同じである。解毒されるまでは人工呼吸器が必要である。現場で服毒したかどうかがわからなくとも、大概は嘔吐しており、瞳孔が縮瞳するのが特徴なので、瞳孔が縮瞳していれば服毒したことがわかる。

… Ⅱ. 各 論 ▶Chapter 8

8 症状精神病

　脳以外の身体の部分に主な病変があって、その疾患の症状として精神症状が現れるものをいう。身体疾患に罹患すると、多かれ少なかれ精神症状が出現しやすい。子どもや高齢者が、高熱に浮かされるのが典型的な例である。また女性が生理でイライラするなどの症状が出現するのも、身体状態に伴った精神症状の例である。急性のものは、せん妄などの意識障害を呈する。その多くは肺炎などの急性感染症などによって起こる。慢性のものは、慢性疾患に伴うホルモン異常によるものが多く、代表的なものとして、甲状腺機能低下症による抑うつ症状や甲状腺機能亢進症による躁症状などがある。いずれも基礎疾患の回復とともに精神症状が改善するので、治療の重点は基礎疾患に対して行われる。

症例 19 ■ 28歳、女性

　全身性エリテマトーデス(systemic lupus erythematosus；SLE)のため内科の病院に通院し、ステロイドの投与を受けている。1週間前からあまり眠れなくなり、食欲も低下していた。

　2階の自室で物音がしたので、1階にいた母親が様子を見に行くと本棚が倒れていた。本人はパジャマ姿のまま室内を徘徊していた。両手で耳を塞いで、「やーだ。やだ。やーだ」と叫んだりしていた。母親の問いかけには答えず、「だから言ったんだ」と、意味不明の返答をしている。異変に慌てた母親が、救急要請した。

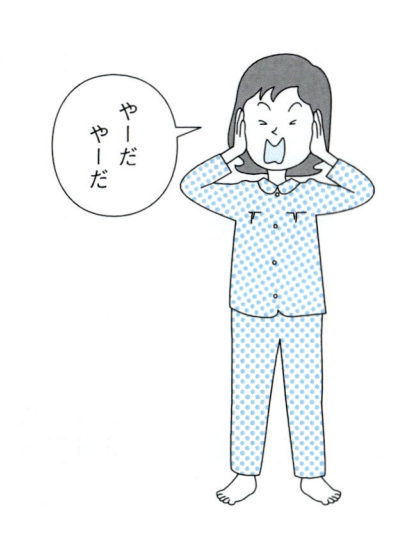

　救急隊が現着し、本人に接触しようとすると逃げ回るため、バイタルサインを含めた身体所見を取ることはできない。救急隊は応援を要請し、かかりつけの内科に連絡したが、患者の精神症状が悪いので、受け入れが難しいという。精神科のある当救命救急センターに連絡し、「SLEで他病院にかかりつけの28歳女性が、本日急に錯乱したため搬送したいのですが。バイタルサインは不穏のため取れません」と言うと「錯乱の原因は何が考えられますか？」と質問され、「わかりません」と応答すると、「精神科救急の可能性はないですか？」と質問され、言葉に詰まってしまった。いつもはすぐに受け入れてくれるが、当日の当番医師の電話対応は厳しかった。「一度電話を切ります」と言って電話を切った。「救命救急センター以外、運ぶところはないだろう。もう1回かけて頼むしかないだろう。精神科救急はSLEがあるから断られたことにして」などと話し合ったが、結局、MC医師に連絡し助言を受けることにした。

53

「SLEによる精神症状が考えられる」との助言を受け、再度、救命救急センターに受け入れ要請を行い、搬送となった。

鎮静を行い、入院となった。採血の結果、SLEの悪化が認められ、ステロイドパルス療法が行われた。入院中は精神科医も併診し、抗精神病薬の投与も行われた。SLEの病状は軽快し、精神症状も消失して退院となった。

> 症状 錯乱 ➡ 現場判断 原因不明の錯乱 ➡ 病院選定 かかりつけの内科病院 ➡ 受け入れ × ➡ 工夫 MC医師に助言を求める ➡ 搬送先 当救命救急センター ➡ 診断 SLE精神病 ➡ 評価 救急隊員の当番医師との電話のやり取りは、お粗末

解説.

救命救急センターが搬送を拒否しないことに甘え、救命救急センター医師からの質問に的確に応答できなかった、ややお粗末な事例である。救急隊員はただの搬送屋ではなく、医療人である。この程度の対応はできないと拙いだろう。

SLEは、自己免疫疾患とされており、膠原病に分類される。全身の臓器に炎症が起こるが、原因は不明である。発生頻度は圧倒的に女性に多く、15〜40歳に好発する。

症状は多彩であるが、精神症状も呈することを知っておく必要がある。SLEの精神症状は、抑うつ状態や幻覚・妄想状態、せん妄状態など、何が起きてもおかしくないほど多彩である。鑑別が難しいのは、治療薬のステロイドによって引き起こされるステロイド精神病との鑑別である。ステロイドの増量もなく、SLEの精神症状以外の症状や採血結果などの悪化が認められれば、SLE精神病を疑う。SLE精神病であればステロイドの増量が、ステロイド精神病であればステロイドの減量が治療となるため、その鑑別は極めて重要である。

症例 20 ■ 33歳、女性

主婦。1児の母。生来健康。前日まで普通に家事と育児をこなしていたという。

朝から突然、「どうしよう、なんだかわからない」と泣きべそをかいて、居間をウロウロと徘徊する。夫が「どうしたの？」と尋ねても、「どうしよう、どうしよう」と言うだけで、言動がまとまらないため、夫が救急要請した。

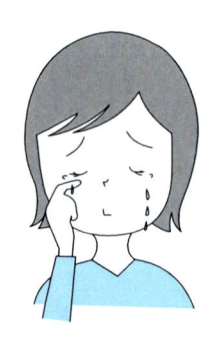

> 血圧124/78 mmHg、脈拍数104回/分、呼吸数20回/分、体温36.6℃、意識JCS I -1、GCS E4V4M6、瞳孔：左3.0 mm、右3.0 mm、対光反射：左（＋）、右（＋）

本人に尋ねても、「どうしよう、ダメになっちゃった」と、オロオロしているのみ。夫は、明らかなストレス要因はないという。ゴミ箱に薬の空包は見当たらない。

救急隊は、なんらかの精神疾患が急激に発症したと考え、近隣の精神科病院に連絡したところ、救急車での搬送は受け入れられないが、家族が本人を連れて来るなら診察をしてもよいとの返事を得たので、夫は妻と子どもを連れて、タクシーで精神科病院を受診した。

精神科病院内で徘徊する妻を抑えながら、なんとか診察に漕ぎつけた。抗不安薬のジアゼパムの筋肉注射が行われたが、まとまらない会話は変わらず、統合失調症の困惑状態の疑いで、医療保護入院となった。

入院後、抗精神病薬の投与が行われたが症状は改善せず。その後看護師が頸部の腫脹を指摘したため、採血で甲状腺ホルモンを測定したところ、バセドウ病による甲状腺機能亢進症と診断され、チアマゾール（メルカゾール®）の投与を開始した。しかし、甲状腺ホルモンの値が正常化したにもかかわらず症状は改善せず。夫が不安になり、大きな病院での精密検査を強く希望したため、当院に転院搬送となった。

当院に入院し、髄液検査の結果で橋本脳症と診断され、治療が行われて軽快退院した。

> 症状　**困惑** ➡ 現場判断　**なんらかの精神疾患** ➡ 病院選定　**精神科病院** ➡ 受け入れ　**○** ➡ 工夫　**家族がタクシーで搬送** ➡ 搬送先　**精神科病院** ➡ 診断　**橋本脳症** ➡ 評価　**精神科救急では、救急車の受け入れは基本的に行っていないので、搬送方法は正しいが、甲状腺疾患を疑わず観察しなかったことは誤り**

解　説

精神疾患を疑っても、身体疾患が潜んでいる可能性を常に考えておく必要があるという教訓的なケースである。精神科病院に入院してからも精神症状が改善せず、家族の要求で転院が実現し、診断と治療が可能になった例であった。一般的に単科の精神科病院は、身体的治療に必要な検査設備や治療設備は整っていない。加えて、精神科医療施設の医療スタッフは、身体的治療が苦手な傾向にある。したがって、救急隊員の病院選定は重要である。

バセドウ病とは、自己の甲状腺機能の亢進によって過剰に生成・分泌された甲状腺ホルモンにより、甲状腺中毒症状を呈する疾患をいう。原因は十分に明らかではない。

救急隊員が知っておくべき所見は、①甲状腺の腫大、②頻脈、③眼球突出、の３つである。この３徴候が揃っていたら、バセドウ病による甲状腺機能亢進症を疑う。心電図では、心房細動が認められることもある。神経学的所見では、腱反射が亢進している。

精神症状も呈する。情緒不安定になり、落ち着きがなくなり、怒りやすくなる。頭痛を伴うこともある。その他、抑うつ状態になったり、困惑状態になったりする。精神症状だけでは判断ができないので、上記の３徴候を確認することが大切である。

治療は、①甲状腺ホルモンの合成を阻害する抗甲状腺薬療法、②ヨードを取り込む甲状腺細胞を放射線で破壊する放射線ヨード療法、③外科的甲状腺亜全摘術、がある。本例で使用されたメルカゾールは抗甲状腺薬である。

橋本脳症とは、甲状腺自己免疫疾患に関連した脳症であり、内分泌学的な治療によって甲状腺ホルモン値が正常化しても神経症状の改善が認められず、ステロイドなど免疫学的な治

療により改善を認める群をいう。Shawらは、①精神神経症状（脳症）の存在、②抗甲状腺抗体の存在、③ステロイドに対する反応性、という３点を診断基準としている。

　治療は、ステロイド療法に免疫抑制薬の併用が行われる。

■ 参考文献

1) 早川達郎：突然の困惑・徘徊．精神科救急ケースファイル，日本精神科救急学会（編），pp28-30，中外医学社，東京，2009.
2) 阿部正和：甲状腺機能亢進症．新臨床内科学 第３版，pp471-474，医学書院，東京，1983.

9 神経症性障害

　以前、精神医学では神経症という用語が用いられていた。精神病と正常の中間的な病態水準として用いられたり、長期間、患者とその環境が適合しなかったために、次第に患者の気持ちが狭くなってしまった状態として用いられたりしていた。ノイローゼ（ドイツ語）ともいう。大変便利な概念であったが、神経症の範囲が広いため分類が細かくなり、切り離されてしまった感がある。持続的な緊張などによって焦燥感・疲労感を伴う神経衰弱状態、手洗いをしなくては気が済まないような強迫状態、居ても立ってもいられないような不安状態や、身体的ななんの異常もないのに身体的な不調を訴える身体化状態や、都合の悪い記憶がなくなるなどの解離症状など、さまざまな症状が含まれていた。
　薬物療法も効果があるが、介護者と患者との人間関係が症状の緩和に重要な役割を果たす。症状緩和には時間を要する。

症例 21 ■ 23歳、男性

　独居。無職。高校2年生の頃から、数字が気になりだし、数字のことを考えないと気が済まないようになっていた。大学に入学したが、数字に縛られる生活様式はさらに悪化し、授業にも集中できずに中退した。その後、職についても長続きせず、定職なし。大学の頃より精神科クリニックに通院し投薬を受けたが改善せず、精神科クリニックを転々とした。精神科クリニックからは、「ウチは混んでいて薬物療法しか行えないので、大学病院で認知行動療法をしてもらうとよい」と勧められ、紹介状を持参して、大学病院の精神科を予約外で受診した。
　長時間待たされたうえ、初診担当医から、「ウチでは認知行動療法は行っていない。今までの精神科クリニックで行われてきた治療はエビデンスに基づいていて、ウチでも同じことしかできない。今までこれだけの精神科クリニックにかかってもよくならなかったので、あまり治療に期待ができない。それでもよかったら当院に通院してもよい。私は初診医なので、次から担当医が変わる。それから、受診するときは必ず予約を取るように」と言われ、とりあえず再診予約を取って帰宅した。帰宅してから、担当医の対応にしみじみと腹が立ってきたのと同時に、病気の治る見込みのない絶望感が襲ってきて、衝動的に自殺目的で洗剤を口にしたが、ほんの1口飲んだだけで止めた。その後、身体のことが気になり不安となったため、自ら救急要請した。
　救急隊が現着すると、本人はアパートの前に立って待っていた。救急隊員が接触しようとすると、「ちょっと待ってください。名前に"一"の字のある方には、対応をお断りしたいのですが」と言い、救急隊員全員の名前を確認する。バイタルサインを取ろうとすると、「ちょっ

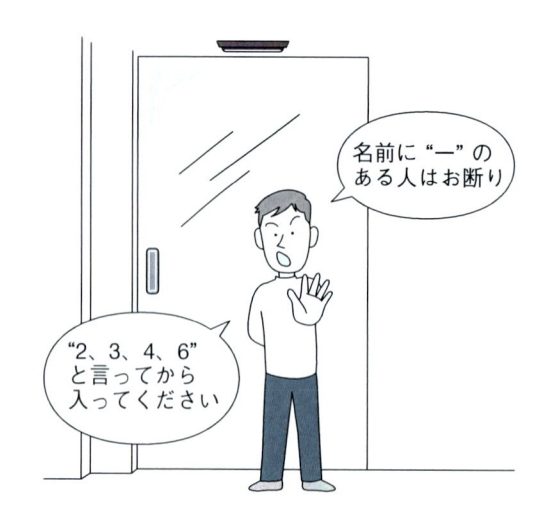

と待ってください。測定した数字を言うときに、"一"は言わないでください。言ってしまったら、もう一度やり直してください」と言い、なかなか現場での観察が進められない。

> 血圧122/82mmHg、脈拍数68回/分、呼吸数16回/分、体温36.5℃、意識JCS I-0、GCS E4V5M6、瞳孔：左3.5mm、右3.5mm、対光反射：左（＋）、右（＋）

「飲んだ洗剤を確認したい」と、救急隊員が部屋に入ろうとすると、「ちょっと待ってください。家に入るときに、"2、3、4、6"と言ってから入ってください。数字を間違えたら、もう一度やり直してください」と言う。

当日に当院精神科を受診していることもあり、当救命救急センターに搬送となった。

口腔内がやや発赤していたがびらんはなく、咽頭部にも異常は認められなかったが、念のため1泊入院した。翌日、検査結果と本人の身体的症状に異常なく、洗剤による中毒症状は認められなかったため帰宅となった。

入院中、精神科医による診察も行われたが、入院病床のある精神科病院への紹介状が作成され、本人に手渡しての帰宅となっている。

> 症状　洗剤服毒 ➡ 現場判断　洗剤少量服毒 ➡ 病院選定　三次救急 ➡ 受け入れ　○ ➡ 搬送先　当救命救急センター ➡ 診断　洗剤少量服毒・強迫性障害 ➡ 評価　かかりつけなので搬送先選定はよい。救急隊員の、傷病者の強迫症状に対する忍耐は評価できる

解説.

本例は強迫性障害の患者である。強迫性障害とは、反復する強迫思考あるいは強迫行為を本質的な病像とした精神障害である。強迫思考とは、常同的な形式で繰り返し患者の心に浮かぶ観念、表象または衝動をいう。それらは多くの場合、避け難い苦悩をもたらすものであり、患者はしばしばそれに抵抗しようとするが成功しない。それらは、本人の意志のままにならず、かつしばしば矛盾したものであるにもかかわらず、自分自身の思考として認識され

る。強迫行為あるいは強迫儀式は、何度も繰り返される常同行為である。それらは本来愉快なものでなく、また本質的に有益な課題の達成に終わることもない。患者はそうした行為を、自分にとって有害であるか、自分自身が引き起こす、客観的には起こりそうもないが、避けなければ起こってしまうと恐れている出来事を避けるものとして考えている。通常患者はこの行為を無意味で効果のないものと認識しているが、繰り返し抵抗しようとする。不安は絶えず存在しており、もし強迫行為に抵抗しようとすれば、さらに不安は増強するという病像を呈するものである。

　治療は抗うつ薬などの薬物療法と、認知行動療法である。認知行動療法が保険点数化され、認知行動療法を行う精神科医療機関も増えている。

　強迫性障害の傷病者の搬送に遭遇したら、イライラするかも知れないが、傷病者は苦しんでいるのだという理解を忘れず、丁寧に親切に接してもらいたい。

■ 参考文献

1) 中根允文, 岡崎祐士：強迫性障害. ICD-10「精神・行動の障害」マニュアル, pp106-107, 医学書院, 東京, 1994.

10 パニック障害

　神経症性障害の中の1つであるが、罹患している人が多く、救急車を呼んでしまうなど派手な症状を呈する。

　生涯罹患率は一般人口の3～4％とされ、成人初期に好発する。特別な状況や環境的背景に限定されず、したがって予知できずに起こる反復性の不安の強いパニック発作を病像とする精神障害である。

　1ヵ月に数回の頻度で、なんら誘因なく突然に、「このまま死んでしまう」「気が狂ってしまう」「大恥をかいてしまう」などの強い不安・恐怖を伴う動悸、胸痛、窒息感などの症状を呈するパニック発作が生じる。また、パニック発作の間欠期には、「また同様の発作が起きるのではないか」という予期不安が生じ、「電車やバスに怖くて乗れない」という閉所恐怖や、「人ごみには怖くて行けない」という広場恐怖がみられることがある。

　パニック発作の症状のピークは10分以内が多く、20～30分以内に治まってしまうことが多いため、救急隊の接触時に症状が消失していることもある。

　薬物療法と同時に、この発作で「死ぬことはない」「気が狂うことはない」という安心感をもたせることが大切である。完全治癒が可能である。

症例22 ■ 29歳、女性

　会社に出勤途中の電車の中で、突然、息苦しさと動悸を自覚し、強い不安感と焦燥感を伴い、途中下車した。冷や汗をかいていた。電車を降りたにもかかわらず、強い不安感と焦燥感のため居ても立ってもいられず、駅員に「体調が悪い」と伝え、駅員室に運ばれた。症状は間もなく軽快したが、症状が軽快する前に駅員が救急要請していた。

　救急隊が現着したときは、傷病者は落ち着いていた。

> 血圧122/82 mmHg、脈拍数88回/分、呼吸数18回/分、体温36.6℃、意識JCS Ⅰ-0、GCS E4V5M6、瞳孔：左3.5 mm、右3.5 mm、対光反射：左（＋）、右（＋）

　朝から生理で体調がよくなかったという。念のため、病院に受診した方がよいことを伝えると同意した。いくつかの救急病院に受け入れ依頼をしたが断られたため、当救命救急センターに搬送となった。

　身体的に明らかな異常はなく、精神科医の診察が行われ、抗不安薬が処方されて帰宅した。しかし、電車に乗るのが怖くなり会社に出勤できなくなったため休職し、精神科クリニックに通院した。パニック発作はその後何回か発生したが、救急隊を呼ぶことはなく、精神科ク

リニックからの処方薬で対応していた。

　その後、精神科クリニックに定期的に通院し処方薬を内服しながら、電車にも乗れるようになり、会社に復帰した。

> 症状　呼吸困難・動悸・不安 ➡ 現場判断　精神症状と思われるが身体科を受診して精査 ➡ 病院選定　いくつかの救急病院 ➡ 受け入れ × ➡ 工夫　三次救急 ➡ 搬送先　当救命救急センター ➡ 診断　パニック障害 ➡ 評価　無難な対応

解説

　パニック障害のパニック発作の症状のピークは10分以内が多く、20〜30分以内に治まってしまうことが多いため、本例では救急隊の接触時に既に症状が消失していた。発作が治まってしまうと本人が病院受診を断り、搬送しないこともある。本人が駅員に声をかけたことが、症状が治まるきっかけなったものと思われる。なぜなら、パニック障害のパニック発作は、「死んでしまう」「気が狂ってしまう」という恐怖のほかに、「大恥をかいてしまう」という恐怖がある。駅員に声をかけることは、パニック障害の患者にとって勇気のいる行為であり、周囲の人目の中、駅員たちによって駅員室に連れて行かれた開き直りが、症状消失につながったものと考えられる。

　一度発作が起きると、本例のように、またいつ発作が出現するかわからないという予期不安が生じ、しばらく電車に乗れないなどの状態が生じる。症状が軽快してから初めて電車に乗る際はラッシュ時を避け、人のつき添いのもと、次の駅までの間隔の短い電車に乗って慣らしていくなどの工夫があるとよい。

　パニック障害のパニック発作の予後は比較的良好なので、罹患してしまっても悲観することはない。

■ 参考文献

1) 救急隊員用教本作成委員会（編）：パニック障害．救急隊員標準テキスト，改訂第4版，p169，へるす出版，東京，2013．

11 急性ストレス障害

　急性ストレス障害（acute stress disorder；ASD）は極度に強い身体的または精神的ストレスに反応して発現し、通常数時間か数日以内、長くとも1ヵ月以内で治まる、著しく重篤な一過性の障害である。失恋してから1ヵ月以上経っても自暴自棄になったままで周囲に迷惑をかけていたとしたら、それは本人の性格の問題であり、ASDではない。

症例23 ■ 36歳、女性

　3児の母親で、夫の運転するワゴン車に3人の子どもとともに乗車して、高速道路を走行中であった。夕刻で雨が降る中、三車線の一番左側の走行車線を走行中であったが、急に車線変更して来た車を避けるため、ドライバーの夫が慌ててハンドルを切ったもののハンドル操作を誤り、車は左の側壁に衝突した。その際、最後部の扉が開いてしまい、チャイルドシートをしていなかった3歳の男児が外に放り出され、後ろから走行して来た車に頭部を轢かれた。3歳の子どもを除く、他の4人は軽症であった。母親は救急車が来るまでの間、雨の降る高速の路上で、頭蓋骨が割れ脳が脱出していた3歳の子どもを抱きかかえて、頭部を押さえながら立ちつくしていた。

　家族全員が、当救命救急センターに搬送された。3歳の子どもは心肺停止状態で救命の手立てがなく、間もなく死亡確認となった。子どもの死亡を両親に伝えたが、意外にも母親は泣くこともなく、平然として事実を淡々と受け止めていた。他の4人は、念のための1泊入院後、全員帰宅した。

　帰宅した翌日、3歳児の通夜が夕刻から行われていたが、事故当日と同様に雨が降っていた。通夜の会場で、母親が「子どもは死んでいない。寒いと言っている」と言い出し、死亡した子どもの名前を大きな声で呼びながら、制する夫を振り切って雨の中を走り出したので、周囲の者に押さえられて、救急要請された。「何するのよ、離してよ、離して、あの子が呼んでいるのよ、泣いているのよー」と叫んでいた。

血圧140/86 mmHg、脈拍数98回/分、呼吸数28回/分、体温36.5℃、意識JCS I-1-R、GCS E4V4M6、瞳孔：左3.5 mm、右3.5 mm、対光反射：左（＋）、右（＋）

　救急隊員は、身体科的な問題よりも精神科的な問題が大きいと判断した。精神科救急の範疇であることはわかっていたが、昨日まで入院していた当救命救急センターに搬送依頼の連絡をした。「子どもの通夜の席上で錯乱し精神症状が発生しているが、昨日まで入院しており精神科もある救命救急センターに搬送して、身体的にも精神的にも診察してほしい」と伝

えると、受け入れるとの返事が得られたので、当救命救急センターへ搬送となった。
　鎮静薬で鎮静を図り、補液を行い経過観察を行った。身体的には問題なかった。3時間後に覚醒すると、「子どもが死んでしまった。救えなくてごめんね、ごめんね」と泣き出した。抗不安薬と睡眠薬を処方し、精神科の再診の予約を取って、通夜が終わってから来院した夫とともに帰宅した。本人は、ずっと泣いていた。

> 症状　錯乱 ➡ 現場判断　精神症状 ➡ 病院選定　精神科救急であるが、前日まで入院していた三次救急を選定 ➡ 受け入れ　○ ➡ 搬送先　当救命救急センター ➡ 診断　急性ストレス障害 ➡ 評価　精神科救急の適応だが、状況的には、現実的な判断であった

解説.

　急激な受け入れ難い事実に遭遇した際、その事実を認められず、なかったことにしてしまう精神科的現象がしばしば認められる。これをショック期の否認という。やがて、事実をしみじみと自覚し、悲しみ、絶望、怒りなどのさまざまな感情が襲ってくることになる。大切な人間を失ったときに認められる反応を悲嘆反応といい、通常に認められる反応である。この悲嘆反応を経て事実を受け入れ、新たに気持ちを立て直していく過程は、誰にでも認められるものであり、正常の反応である。

　悲嘆反応の中には病的な悲嘆反応がある。本例は、子どもの死の直後、動揺せずに淡々としていた患者の症状はショック期の否認であるが、子どもの通夜当日になっても事実を否認して、あたかもまだ生きていると認識しているのは正常ではない。しかも、その非現実的な内的体験に基づいて錯乱している状態は、病的な精神症状といえる。本来なら精神科救急の対象であるが、受け入れ先に前日まで入院していた当救命救急センターを選定したのは現実的であった。

　患者は来院後、鎮静により眠り、覚醒後ようやく現実を受け入れられるようになり、夫とともに帰宅している。入院にならず帰宅している理由は、悲嘆反応を支えるのは家族だからである。救命救急センターは、身内の死が日常的に認められる過酷な現場であり、患者の死に伴う家族の悲嘆反応も同様に、日常的に認められている。悲嘆反応は正常の反応であり、特別な精神科的介入は行わないが、悲嘆反応が質的に病的であったり、残された家族を支える者がいなかったり、いても支えにならない場合には、精神科医による介入が行われる。

12 心的外傷後ストレス障害

　心的外傷後ストレス障害（post traumatic stress disorder；PTSD）とは、事故や災害、戦争など、生命に危険が及ぶほどの体験を直接するか、または目撃したという心的外傷体験（トラウマ）によって生じる精神障害で、直接的危険が去った後になってからみられるものをいう。

　主な症状は、突然その出来事が再び起きているかのように感じるフラッシュバックなど、不快な記憶が昼夜を問わず出現して苦しむ「侵入的反復的想起」、その出来事を思い出させる対象や場所や人などを避ける「回避」、浅眠、小さい刺激に対する大きな驚愕反応などの「覚醒亢進状態」の3種類である。

　体験から1ヵ月以内はASDといい、PTSDとは呼ばない。

　PTSDはなりやすいタイプがあり、幼少時の養育環境において、精神的に健全な発育をしていないものに多く発生しやすい。もともとの脆弱性が発症の素因といわれている。

症例 24 ■ 31歳、女性

　独居、事務職員。歩道を歩いていた際、突然、猛スピードで突進してきた乗用車が、歩道に乗り上げ壁に激突して停止した。目前を歩いていた歩行者を1人跳ね飛ばし、もう1人は車と壁の間に挟まれていた。この出来事の一部始終を目の前で目撃した。事故に遭った2人のうち、挟まれた方は死亡し、跳ね飛ばされた方も重症であった。運転手の居眠り運転が原因であった。

　当日は震えが止まらず、食事も摂れず、眠れない状態であったという。その日以降、外出することが恐くてできなくなり、何度も事故の様子が思い出され集中力もなくなり、休職して近医の精神科クリニックを受診してPTSDと診断され、投薬を受けながら定期的に通院するようになった。

　精神科クリニック通院後、半年で症状は改善し、外出も1人でなんとかできるようになり、職場にも復帰したが、しばしば日によって症状が悪化することもあった。精神科主治医からは、「治るまでは時間が必要」と言われていた。

　休日に自宅で洗濯をしていたときに、突然、なんとも言えない激しい恐怖感に襲われた。精神科クリニックから処方されている頓用薬を服用したが、まったく軽快しなかった。精神科クリニックにも電話を掛けたが、休日でつながらなかったため本人自ら救急要請した。

血圧136/86 mmHg、脈拍数102回/分、呼吸数26回/分、体温36.5℃、意識JCS I-1、GCS E4V5M6、瞳孔：左4.0 mm、右4.0 mm、対光反射：左（＋）、右（＋）

受け答えはしっかりしている。PTSDと診断され精神科クリニックに通院していること、頓用薬を飲んでも効かなかったこと、本日はかかりつけのクリニックが休診日であること、本日の症状はなんの誘因もなく発生し、しかも耐え難い恐怖感があることなどを語った。

精神科救急窓口相談の電話番号を伝え、本人に連絡してもらったが、長時間の電話相談後、当番の精神科病院が遠隔地であることがわかり、しかも家族同伴で来院してほしいと言われ、家族と離れて住んでいるために同伴は無理であったため、現実的に精神科当番病院の受診は困難であった。救急隊から近くの精神科病院にも連絡したが、休日でやっていないと断られたため、本人のスマートフォンのネット情報を利用して、休日に診療している精神科クリニックを探してもらっているうちに、意識を失って崩れるように倒れてしまった。

> 血圧94 mmHg（触診）、脈拍数58回/分、呼吸数38回/分、体温36.5℃、意識JCS Ⅲ-200、GCS E1V1M4、瞳孔：左4.5 mm、右4.5 mm、対光反射：左（＋）、右（＋）

Arm drop testは左右差なく、顔を避けて落ちる。心電図モニターは、頻脈であるが洞調律、SpO₂は100%であった。

血圧の低下と意識レベルの急激な低下を認めたため、当救命救急センターに搬送となった。

頭部CT検査を含む身体的な検査では、入院を必要とするような身体疾患は認められず、過換気症候群による失神または迷走神経反射と診断された。

補液しながら経過観察していると、来院後約1時間で覚醒したため、救急医から病状の説明後、精神科医と面接を行った。面接後に恐怖感が軽快したため、来院4時間後、かかりつけの精神科クリニックへの紹介状を持って、単独でタクシーで帰宅した。

精神科医の話では、当日が事故1年目にあたり、本人はそのことをまったく自覚していなかったため、命日反応の説明をしたところ、落ち着きを取り戻したという。

> 症状　恐怖感 ➡ 現場判断　精神症状 ➡ 病院選定　精神科救急 ➡ 受け入れ　× ➡ 工夫　休日に診療している精神科クリニックをスマートフォンで探す ➡ 搬送先　失神したため当救命救急センター ➡ 診断　PTSD・迷走神経反射 ➡ 評価　精神科救急の受け入れの悪さの例

解　説

PTSDの症例である。ほんの少しタイミングが狂えば、自らが命を落としていたかも知れないほどの体験をし助かったのは幸いであるが、目の前での悲惨な光景を目撃してしまったわけであるから、精神的なショックは十分了解可能である。通常このような体験後1ヵ月間は、ほとんどの場合悲惨な事件による精神症状に苦しめられるが、1ヵ月を過ぎると、その後も同様の症状が続く場合と、症状が軽快する場合とに分かれる。

症状が続く場合は、過去にも精神的外傷体験の既往のあるときに多いともいわれている。本例の生活歴は不明だが、このような体験後、精神症状に苦しみながらも実家に帰ることなく独居生活を続けていたということは、育ってきた家庭環境内になんらかの葛藤状況や精神

的な外傷体験があったのかも知れない。

　精神科クリニック通院後半年で症状は改善し始め、職場復帰も可能になっていたが、事故現場遭遇からちょうど1年経った、まさにその当日、しばらく消退していた恐怖感が再燃した。あまりに衝撃的な出来事であったため、意識に上ることがつら過ぎるので、1年前の事故当日の記憶を無意識下に沈めてしまい、思い出せずにいたのである。精神医学的にはしばしば認められる症状である。

　命日反応とは、大切な人を亡くした日が近づくと、さまざまな精神症状が出現する反応をいう。本例は大切な人を失ったわけではないが、衝撃的な事件をいまだに消化し切れていないために発生している症状であり、命日反応と精神医学的には同じ発生機序である。

　精神科クリニックは個人開業のため、夜間と休日は休診である。精神科クリニック通院中の患者が、夜間や休日に精神症状が悪くなっても、受診先がないのが現状である。本例での精神科救急の対応は、相変わらず御粗末である。精神科病院に通院中であれば、当直医とカルテがあるため、受診が無理でもアドバイスは受けられるはずである。

　本例は受診先が決まらず、原因もわからない恐怖症状への不安が強まり、過換気発作が出現して増強し、それによる脳血管の収縮で一過性の脳虚血になった可能性がある。

　迷走神経反射は痛みや排泄やストレスなどの刺激が、迷走神経を介して脳幹の血管調節中枢に伝わり、心拍数の低下や血圧低下をきたす反射である。救急現場では失神をきたして救急搬送されることが多い。心電図や脳波などの検査を行っても、明らかな身体疾患は同定されない。

　本例の失神が、過換気によるものか、迷走神経反射によるものかははっきりしないが、精神症状も絡んでいたことは、arm drop testの所見からも推定できる。

■ 参考文献

1) 救急隊員用教本作成委員会（編）：心的外傷ストレス障害．救急隊員標準テキスト，改訂第4版，p169，へるす出版，東京，2013．
2) 加藤正明，保崎秀夫，三浦四郎衛，ほか：心的外傷後ストレス障害．精神科ポケット辞典 新版，p143，弘文堂，東京，2000．
3) 日本精神神経学会（日本語版用語監修），髙橋三郎，大野　裕（監訳）：心的外傷後ストレス障害．DSM-5 精神疾患の診断・統計マニュアル，pp269-270，医学書院，東京，2014．

13 適応障害

　適応障害は、ある特定の状況や出来事が、その人にとって非常につらく耐え難く感じられ、そのために気分や行動面に症状が現れるものである。憂うつな気分や不安感が強くなるため、涙もろくなったり、過剰に心配したり、神経が過敏になったりする。行動面の症状では、無断欠席や無謀な運転、喧嘩、物を壊すなどの行動がみられることもある。ストレスとなる状況や出来事がはっきりしているので、その原因から離れると症状は次第に改善する。しかし、ストレス要因から離れられずに取り除けない状況では、症状が慢性化することもある。そういった場合は、カウンセリングを通して、ストレスフルな状況に適応する力をつけることも大切である。

　適応障害の診断基準を示す（表14）。同じ診断基準を、わかりやすい質問に書き換えた、適応障害の診断方法も示す（表15）。

　適応障害の治療を示す（表16）。適応障害の根本治療は、原因となるストレス要因を除くことである。それが難しい場合は、精神療法と薬物療法の併用で、対症的に治療を行う。

表14. 適応障害の診断基準

A. はっきりと確認できるストレス因に反応して、そのストレス因の始まりから3ヵ月以内に情動面または行動面の症状が出現する。

B. これらの症状や行動は臨床的に意味のあるもので、それは以下のうち1つまたは両方の証拠がある。
(1) 症状の重症度や表現型に影響を与えうる外的文脈や文化的要因を考慮に入れても、そのストレス因に不釣り合いな程度や強度をもつ著しい苦痛
(2) 社会的、職業的、または他の重要な領域における機能の重大な障害

C. そのストレス関連障害は他の精神疾患の基準を満たしていないし、すでに存在している精神疾患の単なる悪化でもない。

D. その症状は正常の死別反応を示すものではない。

E. そのストレス因、またはその結果がひとたび終結すると、症状がその後さらに6ヵ月以上持続することはない。

(日本精神神経学会(日本語版用語監修), 髙橋三郎, 大野　裕(監訳)：DSM-5精神疾患の診断・統計マニュアル. pp284-285, 医学書院, 東京, 2014による)

表15. 適応障害の診断方法

1. この症状が起きる直前に、何かが起こりましたか？
2. この症状で、どのくらい困りましたか？
仕事をしたり友だちとつきあううえで妨げになりましたか？
3. 以前に何回もこのような症状がありましたか？
ストレスにさらされる前にもこの症状が起こりましたか？
4. この症状の直前に、誰か親しい人が亡くなりましたか？
5. ストレスが去ってからどのくらい経っていますか？

表16. 適応障害の治療

1. 原因となるストレス要因を除く。
2. 精神療法：支持的精神療法
3. 薬物療法：精神症状に合わせて抗うつ薬、抗不安薬

症例 25 ■ 43歳、男性

　独身。会社の寮で暮らしている。職場で配置転換が行われ、仕事内容が変わった。新しい仕事に慣れようと、残業してまで仕事を行っていた。なかなか新しい仕事が覚えられず困っていたところに、つまらないミスをしてしまい、上司に叱責された。今までの部署では上司に叱責されたことはなく、戸惑うことが多くなった。部署が変わって3ヵ月経った頃から、会社に出勤しようとすると不安感に襲われ、身体が震えたり動悸がするようになったため、体調不良のため1週間の有給休暇を取った。

　翌日から出勤予定であったが会社に出勤して来ないため、同僚が本人の部屋に様子を見に行くと、いびきをかいて寝ており、ごみ箱から空の薬包が20錠見つかったため救急要請された。

血圧130/84 mmHg、脈拍数68回/分、呼吸数14回/分、体温36.4℃、意識JCS Ⅲ-200、GCS E1V1M4、瞳孔：左3.5 mm、右3.5 mm、対光反射：左(±)、右(±)

　過量服薬による意識障害との診断で、当救命救急センターに搬送となった。

　薬包は近医の内科クリニックでもらった睡眠薬のブロチゾラムと判明し、入院となった。翌日覚醒し、「死ぬ気ではなかったが、何もかも忘れて眠りたかった」と語った。精神科医の診察後、近医の精神科クリニックを紹介され退院となった。

　その後、近医の精神科クリニックに通院し「適応障害」と診断され、「1ヵ月の自宅療養と外来通院が必要」との診断書が発行され、休暇を取った。1ヵ月後に会社に復帰したが、休みがちになっている。精神科クリニックには通院を続けている。

症状　意識障害 ➡ 現場判断　過量服薬 ➡ 病院選定　三次救急 ➡ 受け入れ　○ ➡ 搬送先　当救命救急センター ➡ 診断　睡眠薬の過量服薬・適応障害 ➡ 評価　適応障害のため自殺企図を行う傷病者は多い

解　説.

　職場の配置転換がストレス要因となり、発症した適応障害の1例である。精神科クリニックに通院して症状は軽快したようだが、まだ休みがちなようであり、治癒しているとは言い難い。この患者は適応障害であるため、ストレス要因がなくならないと治らない。今の配置転換先では、今一つの状態が続くものと思われる。

　マスコミで話題になった「新型うつ病（現代型うつ病）」はマスコミ用語であり、実はさまざまな精神疾患の総称である。本当の病名は、適応障害であったり、パーソナリティ障害であったりする。「会社には行けないが、遊園地には行ける」うつ病との報道もあったが、「怠け者なのか病気なのか？」といった単純なことではなく、治療は、きちんとした精神医学的診断に基づいて行われる。

■ 参考文献

1) 日本精神神経学会(日本語版用語監修), 髙橋三郎, 大野 裕(監訳):適応障害. DSM-5 精神疾患の診断・統計マニュアル, pp284-285, 医学書院, 東京, 2014.

14 精神遅滞

先天性の知能障害である。後天性のものは認知症と呼び、精神遅滞とはいわない。日常生活の介助や生活指導を行うことが大切である。親の療育がしっかりしていると、知能水準の低下にかかわらず社会適応できる人もいるので、幼少時からの療育は重要である。救急現場では、異物誤飲や水を大量に飲んで意識障害になってしまう水中毒で来院することが多い。

症例 26 ■ 12歳、男性

フォークを飲んだらしいと母親からの通報あり。精神遅滞があり、特殊学級に通学しているという。今までも異物を飲み込んだ既往があり、食卓の上に置いたフォークが1つなくなっており、食卓の上に吐物が認められたため、救急要請したとのこと。かかりつけの精神科はない。

奇声を発しており、終始落ち着きがない。飛び跳ねたり、寝転がったり、じっとしていないため、バイタルサインを含め身体所見が取りにくい。言葉で説明してもまったく理解できない。母親にも協力してもらいながら、かろうじて所見を取った。

> 血圧110/80 mmHg、脈拍数90回/分、呼吸数20回/分、体温36.6℃、意識 JCS I-3-R、GCS E4V2M5、瞳孔：左3.5 mm、右3.5 mm、対光反射：左（＋）、右（＋）

二次救急施設からは、傷病者が精神遅滞で落ち着きがないため搬送を断られ、当救命救急センターに搬送することになったが、救急車に嫌がって乗り込もうとせず、抑えようとすると奇声を発して逃げようとする。母親の協力を得て救急車に収容し、なんとか搬送できた。

胸部X線で胃にフォークが認められた。鎮静薬を投与して鎮静し、内視鏡下にフォークを取り出し1泊入院後、帰宅となった。

> 症状　フォーク誤飲疑い（母の通報）➡ 現場判断　フォーク誤飲疑い・精神遅滞 ➡ 病院選定　三次救急 ➡ 受け入れ　○ ➡ 搬送先　当救命救急センター ➡ 診断　フォーク誤飲・精神遅滞 ➡ 評価　疑わしい場合は搬送する。母親の救急車同乗は正解

解説

重度の精神遅滞の患者は表現能力の障害が顕著であるため、何を考えて、どんな抵抗を示しているかが理解しにくい。精神遅滞の成人は自分の要求を十分に表現できないため、孤立

感や疎外感を感じやすくさまざまな問題行動を起こし、ます
ます他の人から理解されないということになる。言語による
コミュニケーションが不可能な場合は、それに代わる非言語
的コミュニケーションが望まれる。家族は長年、患者と共に
暮らしており、患者の意志や気持ちを汲み取ることに長けて
いるため、言語によるコミュニケーションが不可能な場合は、
家族の協力は必須である。救急隊も傷病者と接するときは、
落ち着いた態度で、ゆっくりとした会話を心がけるようにす
る。救急隊員に余裕がなくなるとその態度が傷病者に伝わり、
却って傷病者を不安にさせてしまう。

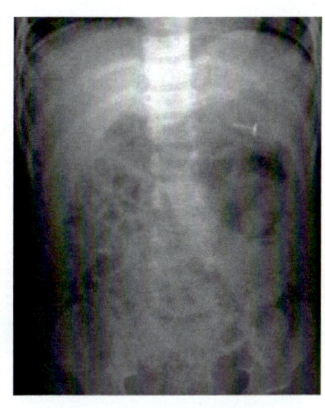

図3. ピアス誤飲
(獨協医科大学越谷病院小児外科ホームページより転載)

　精神遅滞の傷病者の異物誤飲にはボタン電池が多く、その
他にもフォークやピアス(図3)やボールペン、ビンのキャップや髪の毛やゴミ、タバコやトイレの芳香剤など、多種多様である。誤飲のはっきりとした証拠がなくとも、まずは誤飲を疑って搬送する。また、異物が気管内に入り窒息することもあるので注意を要する。

症例 27 ■ 44歳、男性

　精神科病院に長期入院中。水を大量に飲むため制限をしているが、トイレの水を飲んだりするためなかなか制限が難しく、連日体重を測定し、急激に増えているときは本人の保護のため隔離室に短期入室となったりしていた。
　昼食前の病棟内の食堂で、突然痙攣を起こし倒れた。抗痙攣薬の静脈内注射を行い一時的には治まるが、痙攣発作を繰り返すため、精神科病院から当救命救急センターへの診察依頼があり、転院搬送のため救急要請された。その精神科病院から当救命救急センターまで、高速道路を使用して約1時間の搬送距離である。

血圧134/88 mmHg、脈拍数96回/分、呼吸数24回/分、体温36.8℃、意識JCS Ⅲ-200、GCS E1V1M4、瞳孔：左4.0 mm、右4.0 mm、対光反射：左(±)、右(±)

　精神科病院の看護師が救急車に同乗した。点滴は精神科病院で行われており、酸素を投与し、救急車内で心電図モニターと酸素飽和度を測定しながら搬送した。搬送中に痙攣が頻回に出現し、その都度バイタルサインのチェックと嘔吐による誤嚥に注意しながら、経過を観察し搬送した。
　センター到着後の迅速検査で、血清ナトリウム(Na)濃度が106 mEq/Lと低値であり、水中毒の診断で、挿管後集中治療室に入院となった。
　痙攣が治まり意識レベルも回復し、血清Na濃度も正常化したため、1週間後にドクターカーでもとの精神科病院へ転院となった。

> 症状 **痙攣** ➡ 現場判断 **痙攣重積・精神遅滞** ➡ 病院選定 **三次救急** ➡ 受け入れ **○** ➡ 搬送先 **当救命救急センター** ➡ 診断 **水中毒による低Na血症・精神遅滞** ➡ 評価 **搬送時間を考えるとドクター・ヘリ搬送が望ましかった**

解説.

　水中毒の搬送症例である。水中毒の搬送は精神科病院からの転院搬送例が多いが、自宅や作業所からの搬送もある。精神科病院からの搬送は受け入れ先も決まっており、病態の診断や医療的な治療が行われているのであまり困ることはないが、病院以外の現場からでは、現場での身体的な応急処置に加え、受け入れ先の選定にも苦労することがある。

　搬送中に痙攣を繰り返すことがあるので、バイタルサインのチェックとモニター類のチェックをこまめに行うこと。誤嚥には十分注意し、昏睡体位で搬送するのが望ましい。

　本例は搬送時間が1時間の距離である。病院間搬送であっても、ドクターヘリ搬送を考慮してもよかったかも知れない。

　水中毒は食塩を喪失した際に過剰の水を与えることで生じる。統合失調症や精神遅滞の患者は、ストレスに弱いだけでなく、抗精神病薬の副作用で口渇になったりして過剰に水を飲む傾向にある。ほかに下痢や嘔吐なども原因となる。血漿浸透圧が低下し、脳に水分が移行して脳浮腫をきたしやすい。

　症状は、頭痛、悪心、嘔吐、発汗、精神錯乱、痙攣、昏睡、体重増加である。皮膚は湿潤し浮腫を認める。検査所見は、血清Na濃度とクロール（Cl）濃度の低下、尿中Na濃度とCl濃度の低下がみられる。横紋筋が融解し血中のCKが上昇するが、多量の尿で排出され、腎臓の尿細管の異常をきたすことは稀である。

　治療は水分摂取の中止である。急速にNa濃度を補正すると、細胞外が急に高浸透圧となることで細胞内脱水をきたし、橋を中心として脱髄をきたす浸透圧性脱髄症候群（橋中心髄鞘崩壊症）(**図4**)となることがあり、いったん意識は回復するが数日後再び意識が低下し、痙

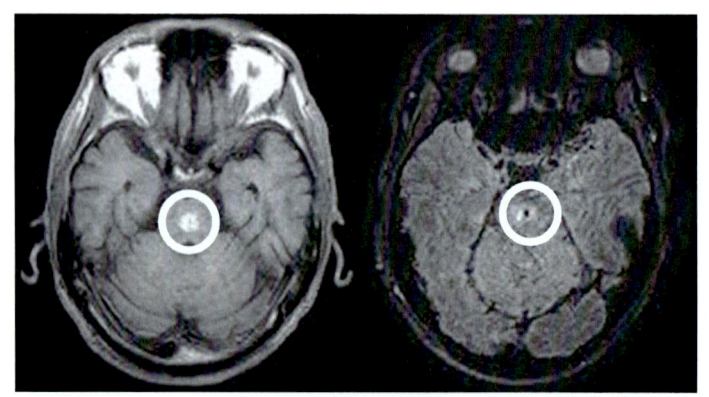

図4. 浸透圧性脱髄症候群のMRI画像
(坂井利行, 冨本秀和：Hyperosmolar hyperglycemic state を合併した慢性アルコール中毒患者におけるアルコール離脱後の橋中心髄鞘崩壊症. 臨床神経 54：116-123, 2014 による)

攣、呼吸障害、嚥下障害、四肢の運動障害などが出現し、死亡することもある。急速な電解質補正は禁忌である。

■ 参考文献

1) 阿部正和：水中毒．新臨床内科学 第3版, p29, 医学書院, 東京, 1983.
2) 坂井利行, 冨本秀和：Hyperosmolar hyperglycemic state を合併した 慢性アルコール中毒患者におけるアルコール離脱後の橋中心髄鞘崩壊症．臨床神経 54：116-123, 2014.

15 発達障害（自閉症スペクトラム障害）

　他人の気持ちや周囲の空気が読めず、コミュニケーションの障害をきたす障害である。本人に悪気はまったくない。後天的なものではなく、生まれつきのものである。①相互的な対人関係の障害、②コミュニケーションの障害、③興味や行動の偏り（こだわり）、の3つが特徴的な症状である。自閉症スペクトラム障害の人は、約100人に1～2人存在すると報告され、男性は女性より数倍多く、1家族に何人か存在することもある。

　治療は療育である。療育とは反復して場面ごとに教育することである。早期発見が重要で、幼児期に診断された場合には、個別や小さな集団での療育を受けることによって、コミュニケーションの発達を促し、適応力を伸ばすことが期待できる。

症例 28 ■ 14歳、女性

　中学2年生。休日に1人で川に行き、突然、川の上から約10mの高さの橋より背面から飛び降り、川岸に流れついたところを目撃者によって救急要請された。

> 血圧124/82mmHg、脈拍数96回/分、呼吸数28回/分、体温36.8℃、意識JCS Ⅱ-20、GCS E3V4M5、瞳孔：左3.5mm、右3.5mm、対光反射：左（＋）、右（＋）

　呼吸は浅く、両側肺野の呼吸音は減弱していた。骨盤動揺なし。ロード・アンド・ゴーで当救命救急センターに搬送となった。

　両側気胸および両側肺挫創のため、胸腔ドレーンを挿入し、集中治療室に入室した。

　他の目立った合併症はなく、胸腔ドレーン抜去後、2週間で退院した。

　意識が回復してから両親の許可を取り精神科医が介入し、退院後も救急外来の再診日に精神科外来を母親とともに受診した。

　精神科医の診断は「発達障害」であった。当日、橋から飛び降りる3時間前には友だちと遊んでいたが仲間外れにされたため、1人で川に行き衝動的に飛び降りたという。小学校の頃から、「空気が読めない変わった子」と言われていた。成績はよかったが、体育と図工は苦手であったという。飛び降りたことについても、「飛び降りたかったから」と答え、「もうしないか？」の問いには、「わからない。今はしない」と、淡々と語っているという。

> 症状　10ｍの橋から飛び降り　➡　現場判断　肺挫傷疑い　➡　病院選定　三次救急　➡　受け入れ　○　➡　搬送先　当救命救急センター　➡　診断　両側気胸・発達障害　➡　評価　飛び降りの現場状況を考えると軽症であったが、ロード・アンド・ゴーの適応

解　説.

　発達障害の患者に限らず、思春期の患者の特性として、感情を言語化して他人に伝えることが上手にできないことが多い。しばしば了解不能な衝動行為がみられることがあり、衝動行為後は何事もなかったかのように振舞うことがある。本人にとっては重要な意味があるのだろうが、言語表出ができないため了解しにくい。また、気分も変わりやすく、状況にも左右されやすい。

　救急隊は、発達障害そのものの症状で搬送することはない。発達障害の患者が、身体的合併症をきたして搬送となる際に遭遇することになるが、発達障害の症状が搬送時に問題になることはないので、多くの救急隊員は傷病者の発達障害には気づかないだろう。

16 ADHD（注意欠如・多動性障害）

　7歳までに、多動-衝動性、あるいは不注意の症状が現れる。多動-衝動性の症状には、座っていても手足をもじもじする、じっとしていられずいつも活動する、席を離れる、しゃべり過ぎる、順番を待つのが難しい、などがある。不注意の症状には、学校の勉強でうっかりミスが多い、忘れ物や紛失が多い、課題や遊びなどの活動に集中し続けることができない、気が散りやすい、話しかけられていても聞いていないように見える、やるべきことを最後までやり遂げない、整理整頓が苦手、などがある。多動症状は、一般的には成長とともに軽くなることが多く、不注意や衝動性の症状は半数が青年期まで、さらにその半数は成人期まで続くとされている。思春期以降になって不安症状やうつ症状になるものもいる。

　幼児期や児童期に診断された場合には、薬物療法と行動変容、そして生活環境の調整が行われる。薬物療法としては、わが国では成人には認可されていないが、脳内の神経伝達物質であるノルアドレナリンやドパミンの不足を改善する働きがあるアトモキセチンや塩酸メチルフェニデートという薬が主に用いられる。生活環境の調整としては、勉強などに集中しないといけないときにはテレビを消すなど、集中を妨げる刺激をできるだけ周囲からなくすことが大切である。また、集中しないといけない時間は短めに、こなす量は少なめに設定し、休憩をとるタイミングをあらかじめ決めておくとよい。

　親をはじめとする周囲の者がADHDに対する知識や理解を深め、本人の特性を理解することが、本人の自尊心を低下させることを防ぎ、自分を信じ、勉強や作業、社会生活への意欲を高めることにつながるとされている。

症例29 ■ 8歳、男性

　小学2年生。普段から落ち着きがなく、一度精神科医に診てもらった方がよいと学校の先生から勧められ、大学病院の児童精神科を受診し、ADHDの診断を受けた。受診は1回だけで、母親は担当の児童精神科医から、「精神科医にはADHDの人がたくさんいるんだよ。それでも医者になれるんだから大丈夫だよ」と言われ、安心したという。

　後日、学校から帰宅し、自宅の階段（約10段）から転落し、驚いた母親が救急要請した。

> 血圧100/50 mmHg、脈拍数110回/分、呼吸数20回/分、体温36.6℃、意識JCS I -0、GCS E4V5M6、瞳孔：左2.5 mm、右2.5 mm、対光反射：左（＋）、右（＋）

　明らかな外傷なし。「いって、いって、いってぇー」と背部の痛みを訴えていた。
　子どもの外傷を診ることのできる病院がないとのことで、当救命救急センターに搬送と

なった。

X線などの諸検査で明らかな異常はなく、検査終了後、母親と帰宅した。

> 症状　階段（10段より転落）➡　現場判断　全身打撲　➡　病院選定　三次救急
> ➡　受け入れ　○　➡　搬送先　当救命救急センター　➡　診断　全身打撲（軽症）・ADHD　➡　評価　子どもの外傷の受け入れ先がなかったので、三次搬送は仕方ない

解説

　ADHDも発達障害と同様に、精神症状そのものが問題となって救急隊が要請されることはない。不注意による事故などの身体的合併症のための搬送となる。本例のポイントは、救急隊員が、子どものバイタルサインの正常値を知っていたかどうかであろう。子どもの血圧（表17）、脈拍数（表18）、呼吸数（表19）のおおよその正常値を提示しておく。

表17．子どもの正常血圧

新生児 乳　児 3歳 5歳	80/40 80/40 90/50 90/50	100は高血圧
7歳 10歳	100/50 110/60	小学生は100くらい
15歳	120/70	中学生は大人と同じ

表18．子どもの正常脈拍数

新生児 （1ヵ月未満）	120〜160	100は切らない
乳　児 （1歳未満）	80〜140	100くらい
3歳 5歳 7歳 10歳	80〜120 70〜115 70〜115 70〜115	保育園、幼稚園、小学生 →100でも正常
15歳	60〜100	中学生は大人

表19．子どもの正常呼吸数

	呼吸数（/分）	1回換気量（mL）
新生児	40〜60	15
乳幼児	25〜30	50〜100
小児	20	100〜300
成人	12〜20	400〜500 （5〜7 mL/kg）

17 パーソナリティ障害

　パーソナリティ障害は以前、人格障害と呼ばれていた。人格障害という響きがよくないので、パーソナリティ障害と呼ぶことになった。

　パーソナリティ障害にはさまざまなタイプがあるが、救急隊員が遭遇するパーソナリティ障害は、境界性パーソナリティ障害である。繰り返す過量服薬などで搬送することが多いものと思われる。境界性の境界とは、もともとは精神病と神経症の境界のような精神症状を呈する一群があることから、この呼称が使用されるようになった。今では、パーソナリティの障害として扱われている。

　境界性パーソナリティ障害は、育ってきた家庭環境の歪みが原因となり、成人しても性格が成熟せず、対人関係において安定した信頼関係が結べなくなってしまったため、さまざまな不適応をきたす精神疾患である。周囲を巻き込み、困らせる行動を起こすことで、対人関係の距離を測ろうとする。繰り返す狂言的な自傷行為や周囲にクレームを言い続けるなど、対応に苦慮することが多い。リストカットを行うものは、このパーソナリティ障害のものに多い。根本的には性格の問題であるため、完治することはないものの、適応水準を上げることを目標として接する。対応する際は感情的になりやすいので、患者の態度に巻き込まれないよう、中立的で一貫した姿勢が必要となる。

症例30 ■ 21歳、女性

　両親は離婚している。高校を中退し、飲食店に勤めている。交際相手も次々に変え、現在同棲中。過去にも数回、過量服薬で当救命救急センターに搬送歴あり。
　同棲中の交際相手と口論となり、風邪薬を100錠ほど過量内服し、交際相手が救急要請した。

> 血圧118/80 mmHg、脈拍数90回/分、呼吸数22回/分、体温36.6℃、意識JCS I -1、GCS E4V5M6、瞳孔：左3.5 mm、右3.5 mm、対光反射：左（＋）、右（＋）

　救急隊員が当救命救急センターに搬送しようとすると、「行かねえよ。死ぬんだから、意味ねえだろ」と抵抗する。交際相手も受診を促すと、「お前が死ねって言ったんだろ。じたばたしてんじゃねーよ」と開き直る。救急隊も説得するが、「前に救命センターで嫌な思いをしたから、あそこには行きたくねーんだよ」と言う。交際相手が何度も本人に謝り、1時間近い説得が続き、「救命センター以外なら行く」と言うようになった。
　救急隊は二次救急医療施設に受け入れ要請をしたが断られ、救命救急センターしか受け入れ先がないことを説明すると、「じゃあ、行かない。このまま死ぬまで寝てる」と言う。その

後も説得を続けているうちに意識レベルが低下し床に横になったので、救急車内に収容した。

> 血圧92 mmHg（触診）、脈拍数104回/分、呼吸数18回/分、体温36.0℃、意識JCS Ⅱ-30、GCS E2V4M5、瞳孔：左3.5 mm、右3.5 mm、対光反射：左（＋）、右（＋）、心電図 洞調律、SpO₂ 96％

当救命救急センターに搬送となったが、覚知から病着まで90分を要していた。

胃洗浄と腸洗浄と輸液が行われ入院となったが、翌日に覚醒すると、「どうしても帰る」と言い出し、点滴を自己抜去して不穏となったため、念書退院となった。この間、精神科医の介入もあったが、本人の退院要求を変えることはできず、宛名なしの精神科医療機関宛の紹介状を渡して退院となった。

> 症状　風邪薬の過量服薬 ➡ 現場判断　風邪薬の過量服薬 ➡ 病院選定　二次救急 ➡ 受け入れ × ➡ 工夫　本人を説得 ➡ 搬送先　当救命救急センター ➡ 診断　風邪薬の過量服薬・境界性パーソナリティ障害 ➡ 評価　境界性パーソナリティ障害を有する傷病者への接し方は難しいが、粘り強い救急隊員の説得は評価できる

解説

境界性パーソナリティ障害の患者は、衝動のコントロールが弱く、情緒不安定である。このため、繰り返し自殺企図を行う患者が多い。慢性の空虚感があり、見放されることに極端に怯える傾向がある。対人関係も安定した恒常状態を維持することは困難である。精神科医も苦手意識をもっているものが多く、抱える大変さから診たがらない傾向がある。

本例は、交際相手の通報で救急隊が駆けつけ、本人が受診拒否したケースである。現場では、粘り強い説得が必要である。覚知から病着まで90分を要したが、仕方がない対応であった。現場で急変したため搬送となったが、説得を諦め不搬送で帰っていたら、急変時の対応ができず、結果はともかくとして、大変後味の悪いものになったであろう。

救急現場では、念書退院となる例もしばしばみられる。救急現場の特徴であろう。なぜなら、本人の意志で来院せず、通報者の通報で来院するケースが救急現場では多いからである。念書退院は法的根拠に乏しいものであるが、念書退院の形式をとっての退院はよく行われている。医療関係者にとっても、病状に安全の保証のないままの退院は、毎度後味の悪い思いをするので、可能ならば説得して入院継続させたいものである。

本例にも精神科医の介入があったが、宛名なしの精神科医療機関宛の紹介状を渡しても精神科医療機関にはつながらないだろう。また、本例が精神保健福祉法第23条の適応があったかどうかであるが、病院内で暴れていれば別だが、この程度では警察官は精神保健福祉法第23条に則り措置鑑定につなげることは稀である。

パーソナリティ障害患者の扱いは、警察か精神科医療機関か、今でもグレーゾーンが多いのである。

18 てんかん性精神病

　てんかんは、以前は統合失調症、躁うつ病とともに、精神科の3大疾患とされていた。脳梅毒を加えて、4大疾患といわれていた時期もある。
　てんかんの複雑部分発作の発作時の精神症状と、罹病期間が長く続いた後遺症としての性格変化が特徴である。近年は、抗てんかん薬の治療が進んだため、後遺症としての性格変化はみられなくなってきた。
　てんかんの発作に直接関連した精神症状は、意識がもうろうとしたり、不機嫌になったり、幻覚が見えたり、無意味な動作を繰り返す行為などがみられる。後遺症としての性格変化は、融通が利かなくなり、細かいことに固執し、粘着的で回りくどくなる。
　治療は抗てんかん薬の投与である。

症例 31 ■ 17歳、男性

　生来健康。高校2年生。夏休み中で、自宅で過ごしていた。その日は朝から不機嫌で、母親に些細なことで、やつあたりしていた。「変な臭いがする」と言った後、立ったままボーッとしたり、口をモグモグさせたりしているので、異変に気づいた母親が救急要請した。

> 血圧128/80 mmHg、脈拍数80回/分、呼吸数18回/分、体温36.6℃、意識JCS I-2-R、GCS E4V4M6、瞳孔：左3.5 mm、右3.5 mm、対光反射：左（+）、右（+）

　意識レベルが刻々と変わる。急にしゃべらなくなったり、ハッと気づいたように正気に戻ったりしている。
　救急隊は、危険ドラッグによる意識障害か、脳内で突然なんらかの疾患が発生したか、統合失調症などの精神障害が急性発症したかを考え、総合的に診ることのできる病院として、当救命救急センターを選定した。搬送途中に突然車内で暴れ出し、危険防止のため救急車を停止して応援要請を行った。複数の救急隊員に抑えられながら、救命救急センターに到着した。
　暴れていたので身体拘束を行い鎮静薬を投与しながら諸検査を行い入院となった。入院時診断名は、複雑部分発作疑いであった。
　脳波検査により左側頭部に棘波が認められ、側頭葉てんかんによる複雑部分発作と診断され、抗てんかん薬のカルバマゼピンが投与された。
　症状は消失し退院となり、神経内科外来に通院中である。

症状　意識障害　➡　現場判断　危険ドラッグまたは統合失調症またはなんらかの脳疾患　➡　病院選定　三次救急　➡　受け入れ　○　➡　搬送先　当救命救急センター　➡　診断　側頭葉てんかん（複雑部分発作）　➡　評価　搬送中の不穏に注意

解　説．

　てんかんには、強直性・間代性痙攣をきたすものだけではなく、本例のように、痙攣を伴わない複雑部分発作もある。精神症状を呈するので、知識がないとてんかんとは考えにくい。脳の側頭葉から異常放電が起きるとこのような症状を呈する。確定診断は、脳波で側頭部の棘波を捉えることである。脳波所見を示す（図5）。脳波所見のアンダーラインのある部分が

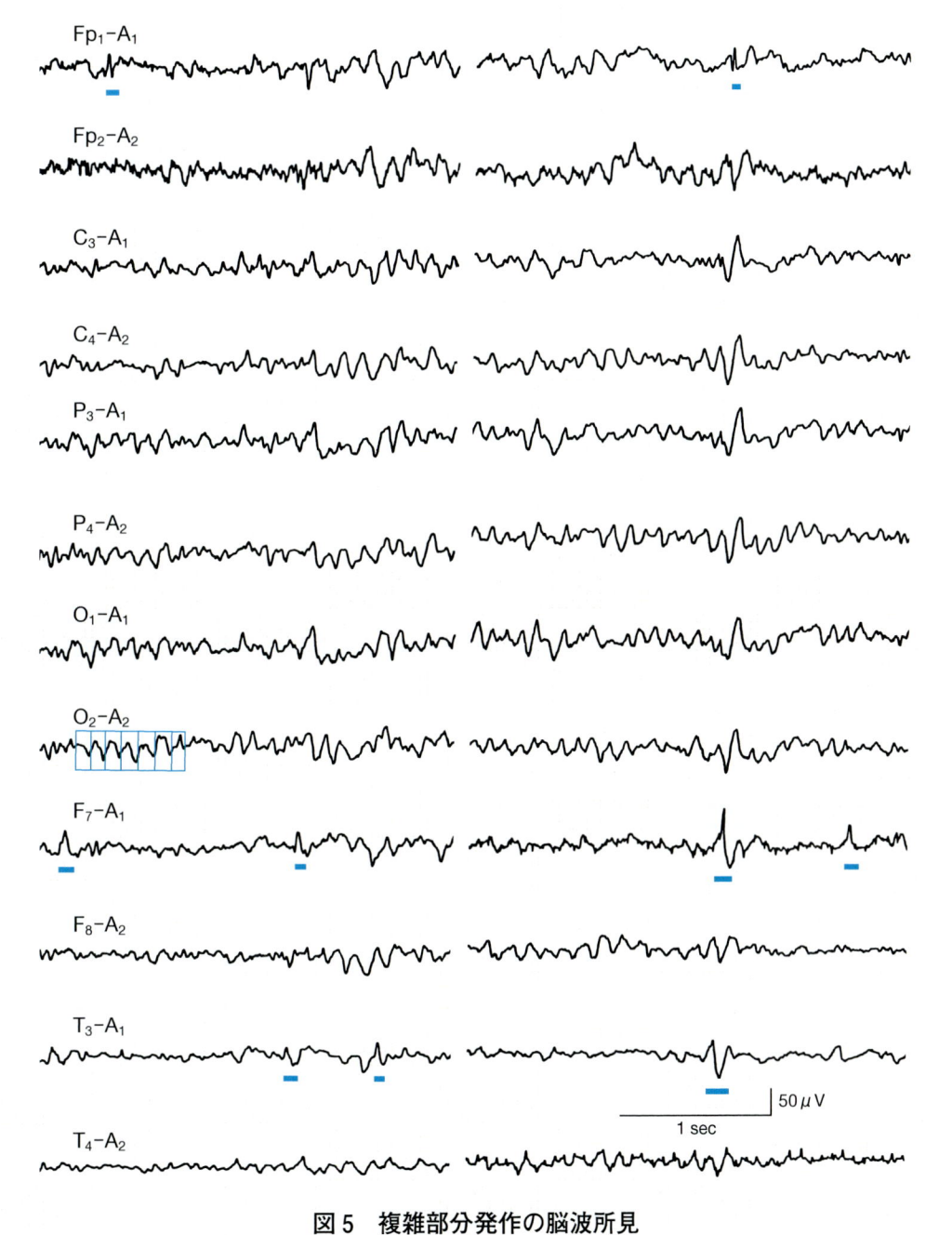

図5　複雑部分発作の脳波所見
（大熊輝雄：部分てんかんの脳波（1）発作間欠期の脳波. 脳波判読 step by step 症例編，第3版，p23，医学書院，東京，2005 による）

棘波である。

　治療は抗てんかん薬の投与である。

　救急隊がほかに知っておくべきことは、この発作時に本人が凶暴化することがあるということである。側頭葉てんかんによる複雑部分発作を疑ったときは、傷病者の興奮状態の発生にも留意することが必要である。

■ 参考文献

1) 大熊輝雄：部分てんかんの脳波(1)発作間欠期の脳波．脳波判読 step by step 症例編，第3版，pp9-46，医学書院，東京，2005．

19 自殺企図

　救急現場では、遭遇する頻度が高いものである。

　死ぬ気はないが意図的に自分を傷つける行為を自傷行為といい、死ぬ目的で意図的に自分を傷つける行為を自殺企図という。自殺企図後に生存したものを自殺未遂といい、自殺企図によって死亡したものを自殺既遂という。一般的に使用されている「自殺」という言葉は、「自殺既遂」の意味で用いられている。

　自殺する動物は、人間だけではない。ネズミ、サル、クジラ、シカ、アリ、イルカ、レミングなども自殺が認められるというが、いずれも生き延びるための行為であり、人間の自殺とは異なる。人間の自殺は、大脳皮質が発達しているためかなり複雑で合理的に説明できないこともある。自殺に至るまでの過程は複雑であり、単純なものではない。素因や環境因などのさまざまな理由が複雑に絡み合って自殺に至る。1つの理由では自殺に至らないといわれている。

　自殺の危険因子を表20に示す。中でも、1の自殺未遂の既往が最大の危険因子といわれ、自殺未遂の既往のある者が将来自殺で死亡する危険度は、一般人口の数百倍といわれている。次いで大きな危険因子は、2の精神疾患の存在である。自殺者の80％に精神疾患があることが知られている。自殺と関連の大きい精神疾患を表21に示す。うつ病が自殺と最も関連が強く、自殺予防には特にうつ病対策が重要であることがわかる。

　日本における自殺者数は、1988～1997年の10年間は年間平均22,410人であったが、1998年に32,863人となり、その後2011年までの13年間は連続して年間3万人を超えた。2012年から減少傾向となったが、2013年の自殺者数は27,283人で、交通事故による死亡者の約6倍であり、死因の第7位である。2010年の日本における自殺の方法は、縊頸（hanging）が最も多いが、第2位は練炭による自殺（charcoal burning suicide）である。自殺率の高い国の順位表を示す（表22）。日本の自殺率は世界の8位、東アジアの2位で、フランス、アメリカ、ドイツ、イギリスなどの先進国と比較すると、高い自殺率である。2013年

表20. 自殺の危険因子

1. 自殺企図歴：重篤な自殺未遂者の10％は将来自殺既遂に終わる
2. 精神疾患：気分障害、統合失調症、アルコール症、薬物依存など
3. 援助組織の欠如：未婚、離婚、離別、死別
4. 性別：男性
5. 年齢：高齢
6. 喪失体験：借金、失脚、病気、近親者の死亡、訴訟
7. 性格：未熟、依存的、衝動的、強迫的、抑うつ的、反社会的
8. 自殺の家族歴：知人の自殺も含まれる
9. 事故傾性
10. 児童虐待の既往

（文献1）による）

表21. 自殺と関連の大きい精神疾患

自殺者の80％がなんらかの精神疾患に罹患している
(Murphy, Arch Gen Psychiatry, 1979)

1位　うつ病
2位　統合失調症
3位　境界性パーソナリティ障害
4位　アルコール依存

(Black, Arch Gen Psychiatry, 1985)

のわが国の自殺の概要を示す（**表23**）。男性、無職者、60歳台に多く、原因・動機別で健康問題が多い。

自殺既遂者の統計はあるが、自殺未遂者の実態は明らかではない。自殺既遂者が高齢の男性に多いのに比べ、自殺未遂者は若年の女性に多いことは知られていが、自殺未遂者数は明らかではない。自殺未遂者は自殺既遂者の数十倍ともいわれている。全国の救命救急センターで行った自殺企図関連の調査結果を示す（**表24**）。全国の救命救急センターの調査では、自殺既遂者は縊頸と飛び降りが多く、自殺未遂者は薬物・毒物が多い。救急隊員が連日のように接する機会が多いのは自殺未遂者である。データは古いものだが、全国の救急隊員による自殺企図関連の搬送件数は、現在も、睡眠薬などの過量服薬による自殺企図者の搬送が最も多い。

救急隊員が現場で自殺企図者へ対応する際の留意事項を述べる。自殺企図が疑われたら、まず傷病者自身または家族から事実関係を単刀直入に確かめる。受傷機転については1つの手段に目を奪われずに、過量服薬して飛び降りるといった複合自殺についても注意する。また、自殺企図によって張りつめた風船が萎むように、一時的に内的緊張から解放されて気分が高揚していることがあるので注意する。

自殺したいと打ち明けられたり、自殺の危険を感じたときの対応の原則を、カナダの自殺予防の専門家グループが「TALKの原則」として簡潔にまとめている（**表25**）。

わが国では、再自殺企図の危険度を推定する評価スケールは確立されていないが、参考までに再自殺危険評価方法の1つを**表26**に示す。

救命救急センター退院後の自殺未遂者の再自殺企図防止には、医療モデルでは限界があるといわれており、多職種による社会モデルでの自殺未遂者ケアが重要だといわれている。

表22. 自殺率の高い国（人口10万人）

1位	リトアニア	(34.1)
2位	韓国	(31.0)
3位	ロシア	(30.1)
4位	ベラルーシ	(27.4)
5位	ガイアナ	(26.4)
6位	カザフスタン	(25.6)
7位	ハンガリー	(24.6)
8位	日本	(24.4)

（内閣府「平成24年度自殺白書」より抜粋）

表23. 2013年中における自殺の概要

1. 総数27,283人。前年に比べ575人（2.1%）減少した。
   性別では、男性が18,787人（68.9%）を占めた。
2. 年齢階級別
   「60歳台」が4,716人（60.3%）で最多。
   次いで、「40歳台」が4,587人（16.8%）。
   「50歳台」が4,484人（16.4%）、「70歳台」が3,785人（13.9%）の順。
3. 職業別
   「無職者」が16,465人（60.3%）で最多。
   次いで、「被雇用者・勤め人」が7,272人（26.7%）。
   「自営業・家族従事者」が2,129人（7.8%）、「学生・生徒等」が918人（3.4%）の順。
4. 原因・動機別
   「健康問題」が13,680人で最多。
   次いで、「経済・生活問題」が4,636人。
   「家庭問題」が3,930人、「勤務問題」が2,323人の順。

（文献2）による）

表 24-1. 全国救命救急センターにおける自殺企図関連の調査結果

1991年、国内の救命救急センター 12 施設 1,560 例を対象に調査			
性差（女性/男性）			0.84～3.10
平均年齢			33.9～40.8 歳
自殺既遂率			28%
自殺企図手段	全体	薬物・毒物	39.7%と最多
	既遂者	飛び降り	46.3%と最多
	未遂者	薬物・毒物	50.4%と最多
精神疾患分類	神経症圏		38.3%と最多
転出先	自宅		37.5%と最多

（文献3）による）

表 24-2. 全国救命救急センターにおける自殺企図関連の調査結果

2000年、国内の救命救急センター 11 施設 735 例を対象に調査			
自殺既遂率			20.8%
自殺企図手段	既遂者	縊頸	42.1%と最多
	未遂者	薬物・毒物	66.4%と最多
精神疾患分類	F4		32.6%と最多
転出先	自宅		最多

（文献4）による）

表 25. TALK の原則

T	Tell	「あなたのことをとても心配しています」と伝える
A	Ask	はっきりと「自殺することまで考えていますか？」と誠実に尋ねる
L	Listen	「聴く」悩んでいる人の言葉を傾聴する
K	Keep safe	「安全を確保」し、適切な援助を求める

（文献5）より改変）

表 26. 再自殺危険評価

正常群	・面接の最初から明るい表情をし、時には笑顔も混じり口数も多い。 ・反省や感謝の言葉があり、心がこもっている。 ・動機についてよく語る。 ・「もうやらない」と強く約束する。 ・握手の手を最初から強く握る。
軽症群	・面接の途中から表情が明るくなり、泣いたりよくしゃべる。 ・「もうやらない」と約束する。 ・途中から反省や感謝の言葉が出る。
中等症群	・ポツリポツリとしかしゃべらない。 ・反省や感謝の言葉に心がこもっておらず表面的。 ・動機についてもポツリポツリとしか語らない。 ・「もうやらないか」との誘導にもしぶしぶうなずく。 ・握手した手をただ握るだけ。
重症群	・面接を拒否したり、時間をかけて面接しても表情は暗いまま。 ・反省や感謝の言葉がないか、あってもおざなり。 ・動機については語らず、あるいは動機がくるくる変わる、または自殺そのものを否定。 ・「もうやらないか」の誘導にもそっぽを向いたり、「助けられて迷惑だ」「このまま死なせてほしい」と語る。 ・握手の手も冷たく、人間的交流が感じられない。

（文献6）による）

症例 32 ■ 20歳、女性

　高校卒業後、飲食店に勤務。独居。交際相手と電話で口論となり、市販の感冒薬を過量に服薬した後で、交際相手に「今から死にます」とメールした。駆けつけた交際相手によって、救急要請された。

> 血圧114/84 mmHg、脈拍数80回/分、呼吸数18回/分、体温36.3℃、意識JCS Ⅰ-1、GCS E4V5M6、瞳孔：左3.5 mm、右3.5 mm、対光反射：左（＋）、右（＋）

　軽度の悪心を認めたが、他の自覚症状はない。感冒薬にはアセトアミノフェンが含まれており、過量服薬して30分しか経過していなかった。自殺企図による急性薬物中毒と判断し、当救命救急センターに搬送となった。
　服薬後時間が経っていないため胃洗浄を施行し、活性炭と下剤を投与して、急性アセトアミノフェン中毒の診断で入院となった。
　血中アセトアミノフェン濃度が正常化し、身体合併症は認められなかったため、3日後に退院となった。入院中、精神科医による診察が行われたが、本人は精神科通院を希望せず、精神科の再診なしで退院した。

> 症状　悪心 ➡ 現場判断　感冒薬な過量服薬 ➡ 病院選定　三次救急 ➡ 受け入れ　○ ➡ 搬送先　当救命救急センター ➡ 診断　急性アセトアミノフェン中毒 ➡ 評価　過量服薬による傷病者搬送時の情報には、薬剤名・服用量・服用時刻が重要

解　説.

　自殺企図手段としての過量服薬の中で最も多いのが、かかりつけの精神科医療機関から処方されている睡眠薬などの向精神薬の過量服薬である。救急隊員にとっては日常的にみられる症例と思われる。精神科からの処方薬は、たいがい複数の薬剤を含んでおり、単剤での過量服薬は少ない。一般的に薬剤の中毒情報では、単剤での中毒情報は公開されているが、複合薬剤の相互作用までは公開されていない。
　過量服薬した傷病者の搬送にあたって注意すべき点は以下のとおりである。

> ①服用した薬剤名と、服用量、服用時刻を同定すること。最も重要なことであるが、はっきりしないこともあるので、お薬手帳や空包があれば、傷病者搬送時に一緒に持ってくること。
> ②薬剤について不明な点があれば、MC医師に尋ねること。
> ③公開されている致死量はネズミやラットのものも多いので、致死量以下でも油断しないこと。
> ④身体合併症があると致死量以下でも死亡することがあるので、注意すること。
> ⑤複合薬剤の相互作用があるので、ある薬剤の副作用が増強することもある。それぞれの薬剤量が致死量以下であっても、安心はできないこと。

自殺企図手段としての過量服薬の中で次に多いのが、本例のような、市販の感冒薬の過量服薬である。精神科通院歴のない場合は、過量服薬に感冒薬を用いることが多い。

　本例のアセトアミノフェンは一般的な市販の解熱鎮痛薬である。PL顆粒®、カロナール®など、100種類以上の薬剤に含まれている。服用したアセトアミノフェンの量により、無症状から死亡する例まである。服用して2～4時間の血液中のアセトアミノフェンの濃度を測定することで予後が判定できる。通常は服用して3日間は症状はないことが多いが、大量に服用した場合は3日目以降に嘔吐がひどくなる。臓器不全で死亡するのは5日目以降である。

　過量服薬の傷病者の搬送時、本人から搬送拒否と強い抵抗に遭うことは少ない。多くは睡眠薬などの副作用で意識障害を呈しているからである。本例のように覚醒していても、自ら交際相手に自殺をほのめかすメールを送り助けを求めている症例は、抵抗せず搬送となることがほとんどである。また、自分の怒りや悲しみなどの感情を過量服薬などの行動を起こすことで相手に訴えかけるタイプは、繰り返し過量服薬を行う、いわゆるリピーターになりやすい。

■ 参考文献

1) 高橋祥友：自殺の危険因子．自殺の危険，pp31-47，金剛出版，東京，2001．
2) 内閣府（編）：自殺の現状．平成26年度版自殺対策白書，pp1-17，勝美印刷，東京，2014
3) 黒澤　尚, 岩崎康孝：救命センターに収容された自殺企図者の実態 12施設のまとめ．救急医学 15(6)：651-653，1991．
4) 岸　泰宏, 黒澤　尚：救命救急センターに収容された自殺者の実態のまとめ．医学のあゆみ 194(9)：588-590，2000．
5) 高橋祥友：内閣府主催「第1回自殺対策シンポジウム」基調講演．
6) 黒澤　尚：救急センターに収容された自殺未遂者の精神面のケア．日本醫事新報 3295：28-32，1987．

20 リストカット

　リストカットは、一度だけではなく繰り返す場合が多い。中学生頃からみられ、25歳を過ぎると回数が減ってくる傾向にある。女性が圧倒的に多く、自殺目的で行うものから、単なる自傷行為までさまざまであるが、家族問題を抱えているパーソナリティ障害患者に多い。自己に対する不全感や劣等感などで自分を罰するために行うものも多く、「リストカットを行うと気分がスッとする」と答える患者や、リストカットを行った記憶のない患者もいる。動脈を切ると致命的になることもあるので、まずは傷口の手当てを優先し、次にリストカットに至った気持ちを聞き出すよう心がける。

症例33 ■ 17歳、女性

　高校2年生。自宅で両親と弟との4人暮らし。中学3年生頃から自室でリストカットをするようになった。高校2年になってから学校での友人関係に悩み、頻回にカミソリで自分の腕を傷つけるようになっていた。
　当日も自室でカミソリを使用し左手首のリストカットを行ったが、深く切れて血液が強く吹き出してきたので、右手で押さえていた。部屋に入ってきた弟に発見され、母親が救急要請した。

> 血圧112/84mmHg、脈拍数82回/分、呼吸数16回/分、体温36.4℃、意識JCS I -0、GCS E4V5M6、瞳孔：左3.0mm、右3.0mm、対光反射：左（＋）、右（＋）

　左手首が深くえぐれており、拍動性の出血を認めたため、動脈性の出血と判断し、圧迫止血を行いながら当救命救急センターに搬送となった。
　動脈からの出血を認めたため血管吻合が行われ、入院となった。
　入院中、精神科医による診察が行われ、退院時に家族を交えて話し合い、精神科的な問題を抱えているため、当院精神科に通院することになり、炎症が治まってから退院となったが、精神科外来には通院しなかった。
　退院して10日後、今度は過換気発作で当救命救急センターに来院した。発作が治まり当日帰宅となったが、その日も精神科医の診察で精神科外来に通院するように勧められ帰宅した。
　その後、今度は精神科外来に通院し抗不安薬の処方が行われた。過換気発作で来院してから2週間後、今度は当院精神科外来医から処方された抗不安薬を過量服薬し、再度当救命救急センターに搬送され2泊入院となった。

当院精神科医と本人と家族とで再び話し合いが行われ、今後は当院でなく、近医の精神科クリニックに紹介されて退院となった。

> 症状　リストカット ➡ 現場判断　左手首のリストカット ➡ 病院選定　三次救急 ➡ 受け入れ　○ ➡ 搬送先　当救命救急センター ➡ 診断　リストカット（動脈性の出血）➡ 評価　血液が吹き出す出血は動脈性なのでショックに注意し圧迫止血

解　説．

　リストカットの傷病者も過量服薬した傷病者も比較的若い女性に多く、身体的にも重症にならず、外来治療のみか入院してもせいぜい3日程度で退院し、その後にもリピーターとして再来院するケースが多い傾向がある。また、精神科医の介入があっても、再自殺企図防止がうまくいっていない症例も多い。

　当救命救急センターにおける自殺企図者に対する精神科医の活動と、センター退院後の患者の転帰などのデータを紹介する。筆者が現役の精神科医として、現場で直接自殺企図者やその家族に対応していた頃で、古いデータではあるが、再自殺企図防止のヒントがあるように思う。

　まず、当救命救急センターに搬送された自殺企図者に対する、救急医と連携した精神科医の対応を示す（**表27**）。自殺企図者が救命救急センターに搬送されると、ほぼ全例、救急医から精神科医に診察の依頼が行われる。24時間穴のない体制である。身体的治療終了後も、再自殺企図の危険の高い患者は、原則として精神科病院への転院を行った。**表28**には来院した自殺企図者の転帰を示す。多くの患者は、精神科再診ありの条件で帰宅しているが、15％は帰宅せず、精神科病院に入院となっている。次に、自殺企図で搬送され、退院後1年以内に、同じ患者が再自殺企図で来院した比率を示す（**表29**）。世界的に、自殺未遂者が1年以内に再び自殺企図を行う確率は15％といわれているが、当救命救急センターのデータは

表27．自殺企図者に対する精神科的対応

1. 日勤帯は複数名の救命救急センター当番精神科医が、夜間帯は1名の精神科当直医が、対応を行う。
2. 自殺企図が疑われた症例は、ほぼ全例コンサルトされる。
3. 救急医が身体治療を開始すると同時に、精神科医は自殺企図の背景を調べるために、情報を収集する（家族から聴取、かかりつけの精神科医に連絡）。
4. 患者が覚醒した時点から、患者に面接し、自殺企図の評価を開始する。
5. 身体治療を行っている間は、不穏・不眠の治療や、精神疾患の治療を併せて行う。
6. 身体治療終了後、再自殺企図の危険度が高い症例については、精神科病院への転院を行う。
7. 帰宅する症例についても、必ず家族などの保護者と面接し、精神疾患の説明と帰宅後の対応について説明を行う。
8. 自殺企図症例は、主治医との強いつながりがない場合は、基本的に保護可能な入院病棟をもった精神科病院へつなげるようにする。

表28. 自殺企図者の転帰(2006年度)

精神科病院へ転院	14%
一般病院へ転院	6%
帰宅・精神科通院あり	68%
帰宅・精神科通院なし	8%
死亡	4%

精神科診療を拒否する者も多い。

表29. 再自殺企図者数

年度	人数	比率
1994	13名	自殺企図149名の8.7%
1997	11名	自殺企図179名の6.1%
2000	15名	自殺企図255名の5.9%
2003	13名	自殺企図422名の3.1%
2006	17名	自殺企図560名の3.0%

1年以内に東海大学救命救急センターを自殺企図のため再来院した者の数。
死亡率0%

表30. 再自殺企図者69名の通院元

通院元	人数	割合
入院病床のある精神科病院	3名	4%
入院病床のない総合病院やクリニックの精神科	62名	90%
精神科通院なし	4名	6%

表31. 再自殺企図者69名の有する精神疾患

疾患名	人数	割合
境界性パーソナリティ障害	52名	75%
適応障害	9名	13%
アルコール依存症	4名	6%
うつ病	3名	4%
統合失調症	1名	2%

3%程度のリピート率であり、かなりの好成績といえる。**表30**は再自殺企図者が救命救急センターに再来院する直前に、どのタイプの精神科医療機関を受診していたかである。入院施設をもった精神科病院は、入院施設をもたない精神科クリニックより、はるかに自殺防止機能があることがわかる。精神科病院は、患者に自殺企図の危険が迫った際、緊急に医療的な保護的入院が可能であり、さらに、患者が地域社会へ復帰する際にも多職種によるチームが組める強みがある。実力のある精神科医でもクリニックには限界があり、腕のよい外科医でも、手術室と手術道具がなければ治療に限界があるのと同様である。自殺企図のリピート率を精神疾患別に示す(**表31**)。境界性パーソナリティ障害の患者がリピーターとして最も高率で、うつ病や統合失調症の患者はリピート率が少ないことがわかる。

　古いデータではあるが、自殺未遂者のfollow upは、どの精神科医にfollow upされるかよりも、どの場でfollow upされるかが大きいものと思われる。精神科病院も参加した、地域ぐるみの多職種連携によるケアの重要性が示唆される。

21 せん妄状態

　意識の変容の一種で、幻覚や妄想、激しい不安や恐怖感、失見当を生じ、不穏や興奮を示す状態をいう。実際には外からの視覚刺激がないのに小さな虫などがみえる幻視などを伴っている。1日のうちで精神運動興奮を伴う変動しやすい精神症状を診たら、せん妄を疑う。夜間に生じやすく、高齢者に起きやすい。脱水や感染症などが誘因となりやすい。身体疾患による意識障害なので、身体治療が本質的な治療であり、身体状態が回復すると症状も消退することを知っておく必要がある。精神症状が激しくても、身体科救急に相当する。

症例34 ■ 78歳、男性

　元自衛官幹部。退官後は、自宅で妻と2人暮らし。生来健康で、腰痛以外、持病なし。
　3日前から、咳・痰の感冒症状があるため床に入っていた。今までも、熱があっても病院は受診せず、感冒薬も服用したがらなかった。水分は少し摂っていたが、食欲がないとのことで、食事は2～3口程度しか口にしなかった。
　夜の10時頃、「出勤する」と言い出し、妻に衣類を用意しろと言い出した。言うことも次から次へと変わり、落ち着きもないため、心配になった妻が救急要請した。

> 血圧108/84 mmHg、脈拍数100回/分、呼吸数22回/分、体温38.5℃、意識JCS I-2-R、GCS E4V4M6、瞳孔：左3.5 mm、右3.5 mm、対光反射：左(+)、右(+)

　腕時計をはめており、それに向かって話しかけている。救急隊が話しかけると、「交信が途切れる。やり直し」などと言い、窓を開けて、「ソ連が攻めて来るぞ」と叫ぶ。落ち着かず室内を徘徊しており、バイタルサイン以外の身体所見は取れない。妻の話では、過去に一度もこのような状態になったことはないという。
　救急隊は脳炎を疑って二次救急病院に連絡したが、神経内科医がいないとのことで断られ、当救命救急センターに搬送となった。
　輸液と軽度の鎮静をかけながら検査を施行した。頭部CTや髄液検査に異常なし。血液検査で炎症所見があり、SpO₂は91％、胸部X線で左肺下葉に肺炎像を認め、酸素投与を開始して入院となった。
　精神症状は、肺炎に伴う意識障害、せん妄と診断された。その後2日間は傾眠傾向であったが、3日目以降、肺炎の炎症所見が軽快し始めると、せん妄状態は消失した。

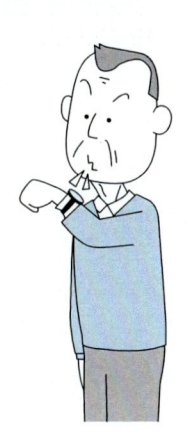

| 症状　了解不能の言動 ➡ 現場判断　脳炎 ➡ 病院選定　二次救急 ➡ 受け入れ×➡ 工夫　神経内科のある三次救急を選定 ➡ 搬送先　当救命救急センター ➡ 診断　肺炎によるせん妄 ➡ 評価　高齢者の突然の意識変容は、せん妄を疑うこと |

解　説.

　本症例は脳炎ではなく、肺炎に伴うせん妄状態であった。SpO_2は91％と低く、3日間の経口摂取不良などから、低酸素と脱水が加わっていたものと思われる。脳炎の場合、頭痛や嘔吐が認められることが多いので、脳炎よりもせん妄が考えられる。

　発熱があるため、精神症状は意識障害であり、精神科救急ではなく身体科救急を考えたのは正しかった。この年齢での体温38.5℃は、かなりの高熱である。

　生来健康である高齢者が突然、精神症状の変調をきたした場合は、たとえバイタルサインに異常が認められなくても、身体疾患による意識障害と考え、身体科救急を選択することが必要であろう。

症例 35 ■ 66歳、男性

　昨年、会社を定年退職し、現在、自宅で妻と2人暮らし。高血圧で近医に通院している。

　自転車で、近くの図書館に行く途中、トラックがスピードを上げて本人を抜き去った際の風に煽られて転倒し、左肘部を強く打撲した。左肘部は変形し、3×1 cmほどの擦過創あり。痛みが強いため、近医の整形外科を受診した。X線検査の結果、左橈骨骨折の診断を受け、擦過創の縫合処置後、シーネ固定されて、抗生剤や痛み止めなどの処方をされて帰宅した。

　受傷2日目の夜、「助けてくれー」と叫び、自宅を会社と間違えるなどの言動が認められ、慌てた妻が救急要請した。

| 血圧154/90 mmHg、脈拍数104回/分、呼吸数24回/分、体温39.0℃、意識JCS I -2-R、GCS E4V4M6、瞳孔：左3.5 mm、右3.5 mm、対光反射：左（＋）、右（＋） |

　見当識の障害があり、自分の現在いる場所が自宅であると言ったり、会社であると言うなど、正しく認識できていない。言動もまとまらず、「迎えはまだか？　タクシーでいいだろう」などと言う。麻痺はない。

　せん妄や脳疾患による意識障害を考え、二次救急医療機関に連絡したが、脳疾患の専門医が当直していないとのことで、当救命救急センターに搬送になった。

　頭部CTや頭部MRIで異常なし。白血球やCRPの上昇を認め、骨折部の感染が疑われて入院となった。

　精神症状に関しては、感染による高熱のためのせん妄状態と診断された。入院後、輸液と抗生剤投与が行われ、せん妄状態は1日で改善した。本人は、せん妄状態の記憶はほとんど

なく、1週間で軽快退院となった。

> 症状　錯乱　➡　現場判断　せん妄や脳疾患による意識障害　➡　病院選定　二次救急　➡　受け入れ　×　➡　工夫　脳疾患の専門医のいる三次救急の選定　➡　搬送先　当救命救急センター　➡　診断　左橈骨骨折部からの感染によるせん妄　➡　評価　自宅でせん妄のため救急隊が要請されることは稀だが、せん妄と判断できたことは評価できる

解説.

橈骨骨折部の擦過創からの感染があり、そのため高熱となってせん妄状態となった症例である。通常、開放骨折の場合は感染の危険が高く入院となるが、本例のように開放骨折ではなく、擦過創も小さい例では入院とはならない。頭部は打撲しておらず、転倒による頭部への影響は考えにくい。高血圧の既往があるが、神経学的所見にも異常がなく、脳出血や脳梗塞は考えにくい。

結局、せん妄状態が考えやすいが、せん妄状態になるのは入院中のことが多く、自宅でせん妄状態になって救急要請することは、実は少ない。現場であまり見慣れていない症例に遭遇すると、慌てたり判断が鈍ったりしがちなので、珍しい症例であるが紹介することにした。

症例 36 ■ 48歳、女性

夏の日中、古い扇風機をかけて昼寝をしていたが、扇風機がショートして発火し、火はカーテンに燃え広がったという。本人が目を覚ますと火が燃えており、室内には煙も充満していた。慌てて窓から脱出したが、煙を吸い込んでしまった。幸い、夫と2人の子どもは火災時に外出していた。火災現場に消防隊と救急隊が出動し、本人と接触した。

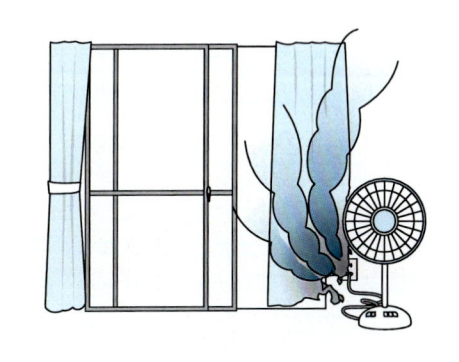

> 血圧144/90 mmHg、脈拍数102回/分、呼吸数24回/分、体温36.6℃、意識JCS I -0、GCS E4V5M6、瞳孔：左3.5 mm、右3.5 mm、対光反射：左（＋）、右（＋）

鼻に煤が付着しており、一酸化炭素（CO）中毒と気道熱傷を疑い、当救命救急センターに搬送となった。

CO濃度は軽度上昇、気道内にも煤を認めたため、CO中毒と気道熱傷の診断で当救命救急センターに入院した。

高気圧酸素療法は1回のみ。気道熱傷の経過も良好で、入院2週間後に退院となった。退院が近くなると、火災を起こしてしまった罪悪感から不眠になり、睡眠薬が処方されていた。抑うつ的な発言も認められていた。

帰宅先は本人の実家であった。夫の実家は遠隔地のため、夫と2人の子どもも妻の実家の世話になっていた。帰宅した当日、風邪をひいてしまい、熱が39℃もあったため家事も手伝えず、「ごめんなさい、私のせいで、ごめんなさい」と涙ぐんで2階へ上がり、睡眠薬を飲んで入眠した。
　入眠して2時間後、外で物音がしたので家族が外へ出てみると、パジャマ姿の本人が倒れていた。家族は2階から転落したと考えて、すぐに救急要請した。

> 血圧148/90 mmHg、脈拍数96回/分、呼吸数22回/分、体温38.8℃、意識JCS I-3-R、GCS E4V4M5、瞳孔：左3.5 mm、右3.5 mm、対光反射：左(＋)、右(＋)

　痛みは訴えていなかった。明らかな外傷がないため、2階から飛び降りたというより、2階から1階へ降りようとしてベランダの柵を越え、ぶら下がって落ちたのではないかと推測された。
　当救命救急センターに再搬送され、骨折所見はなく、意識障害、急性上気道炎の診断で入院となった。

表32. Intensive Care Delirium Screening Checklist (ICDSC)

このスケールはそれぞれ8時間のシフトすべて、あるいは24時間以内の情報に基づき完成される。明らかな徴候がある＝1ポイント：アセスメント不能、あるいは徴候がない＝0ポイントで評価する。それぞれの項目のスコアを対応する空欄に0または1で入力する。

1．意識レベルの変化 （A）反応がないか、（B）なんらかの反応を得るために強い刺激を必要とする場合は評価を妨げる重篤な意識障害を示す。もしほとんどの時間(A)昏睡あるいは(B)昏迷状態である場合、ダッシュ（―）を入力し、それ以上評価を行わない。 （C）傾眠あるいは、反応までに軽度ないし中等度の刺激が必要な場合は意識レベルの変化を示し、1点である。 （D）覚醒、あるいは容易に覚醒する睡眠状態は正常を意味し、0点である。 （E）過覚醒は意識レベルの異常と捉え、1点である。	
2．注意力欠如：会話の理解や指示に従うことが困難。外からの刺激で容易に注意がそらされる。話題を変えることが困難。これらのうちいずれかがあれば1点。	
3．失見当識：時間、場所、人物の明らかな誤認。これらのうちいずれかがあれば1点。	
4．幻覚、妄想、精神障害：臨床症状として、幻覚あるいは幻覚から引き起こされていると思われる行動（例えば、空を掴むような動作）が明らかにある。現実検討能力の総合的な悪化。これらのうちいずれかがあれば1点。	
5．精神運動的な興奮あるいは遅滞：患者自身あるいはスタッフへの危険を予防するために追加の鎮静薬あるいは身体抑制が必要となるような過活動（例えば、静脈ラインを抜く、スタッフを叩く）。活動の低下、あるいは臨床上明らかな精神運動遅滞（遅くなる）。これらのうちいずれかがあれば1点。	
6．不適切な会話あるいは情緒：不適切な、整理されていない、あるいは一貫性のない会話。出来事や状況にそぐわない感情の表出。これらのうちいずれかがあれば1点。	
7．睡眠/覚醒サイクルの障害：4時間以下の睡眠、あるいは頻回な夜間覚醒（医療スタッフや大きな音で起きた場合の覚醒を含まない）。ほとんど1日中眠っている。これらのうちいずれかがあれば1点。	
8．症状の変動：上記の徴候あるいは症状が24時間の中で変化する（例えば、その勤務帯から別の勤務帯で異なる）場合は1点。	

4点以上はせん妄。

Bergeron N, Dubois MJ, Dumont M, et al：Intensive Care Delirium Screening Checklist：evaluation of a newscreening tool. Intensive Care Med 27：859-864, 2001. Dr. Nicolas Bergeronの許可を得て逆翻訳法を使用し翻訳。
　（卯野木　健, ほか：せん妄の評価 3）ICDSCを使用したせん妄の評価. 看護技術57(2)：45-49, 2011による）

住宅火災に対する罪責感から抑うつ状態になり、自殺を企図した可能性があるため、精神科医の介入も依頼した。診断はうつ状態ではなく、低活動型せん妄であった。せん妄治療のため抗精神病薬の投与が行われた。

　翌日、本人に面接したところ、本人は昨日のことを覚えておらず、抑うつ症状もなかった。2日後、急性気道炎が軽快し解熱したため退院となった。

> 症状　2階からの転落　➡　現場判断　全身打撲・うつ状態による自殺企図　➡
> 病院選定　三次救急　➡　受け入れ　○　➡　搬送先　当救命救急センター　➡
> 診断　全身打撲（軽症）・せん妄による転落　➡　評価　現場の判断は身体的状況が優先。自殺企図を疑ったので搬送先選定は正しい

解説

　うつ状態と思われたが、せん妄であった症例である。せん妄には、幻覚・妄想などを伴う派手な過活動型のせん妄と、うつ病と間違われやすい低活動型せん妄がある。本例は、低活動型せん妄であった。ではなぜ、せん妄が起きたのか？　これには2つの誘因が重なったと考えられる。1つは急性上気道炎による高熱、1つには睡眠薬の使用である。睡眠薬を使用しても十分に入眠できないと却って寝ぼけてしまい、せん妄を誘発することになる。高熱で寝ぼけやすい状態に加えて、睡眠薬による意識障害が加わってのせん妄であったものと推定される。せん妄時に自傷行為に走ることもあるので、睡眠薬が誘発するせん妄には要注意である。

　せん妄の評価スケールはCAM-ICU、MDAS、ICDSCなど多くあるが、ここではICDSCを表32に示しておく。

参考文献

1) 救急隊員用教本作成委員会（編）：せん妄状態．救急隊員標準テキスト，改訂第4版，p166，へるす出版，東京，2013．

22 興奮状態

　意欲が亢進し激しい行動過多がみられる状態である。交感神経緊張状態を伴う。
　個人行動はとらず、2人以上で行動する。人数は多ければ多いほどよい。興奮原因を把握し説得の効果を試みるが、その際は落ち着いた態度で根気よく接し、興奮に巻き込まれないようにすることが必要である。他害の危険がある場合は警察への通報が必要なこともある。
　興奮状態にある患者の先行する心理的要因がはっきりせず、患者の興奮の原因が了解不能の場合は意識障害の存在が疑われ、身体疾患が原因の重篤な疾患が背景にある可能性があるので、冷静さを失わないことは重要である。

症例37 ■ 33歳、男性

　中学校の体育教師。生来健康で、成人になってから病院受診したことがない。
　午前中は特に異常はなかったが、午後の体育の時間に、些細なことで生徒を叱りつけた後、突然、大声で叫びながら校庭を走っていたが、そのうち倒れてしゃがみ込んでしまった。様子がおかしいので生徒が他の教員に連絡して駆けつけたところ、その教員を怒鳴りつけ、問いかけても返答がなく、意味不明、了解不能の言動が続いたため、救急要請となった。
　現着時、校庭で多勢の教員たちに囲まれていた。バイタルサインを取ろうとすると怒り出し、手を上げるため身体所見が取れない。意識レベルはJCS I-3-R、GCS E4V4M5。
　生来健康でもあり、先行する身体症状もないため、身体疾患よりも急性発症の統合失調症の緊張病症状を疑い、精神科病院に連絡したがどこにも受け入れ先がない。警察官にも応援を要請したが、この程度では23条通報には至らないと拒否された。そこで、危険ドラッグの可能性があるため精神科のある当救命救急センターに搬送となった。
　尿のトライエージ® では薬物の反応なし。鎮静して行った髄液検査で細菌性髄膜炎と診断され、入院となり抗生剤の投与が行われた。

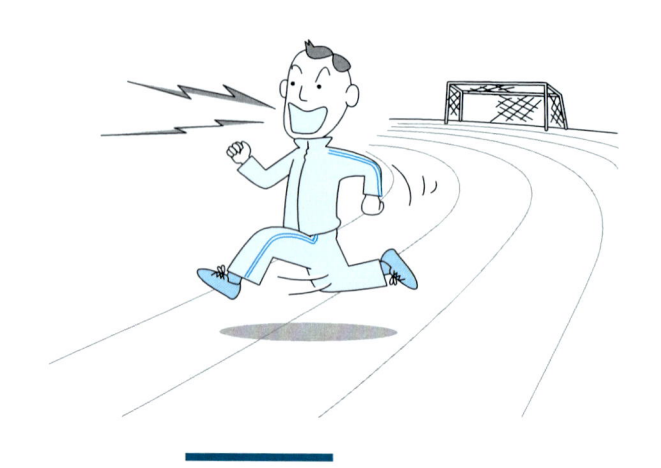

入院3週間で退院となったが、意識レベルが正常となってから本人に確認したところ、10日前から風邪をひいて咽頭痛があったが、薬が嫌いなので放置していたという。当日は朝から発熱と頭痛があったが、解熱鎮痛薬を飲んで出勤していたとのこと。今まで多少の熱があっても、学校や職場を休んだことはないので油断していたと語った。

> 症状　錯乱　➡　現場判断　統合失調症の緊張病症状　➡　病院選定　精神科病院　➡　受け入れ　×　➡　工夫　危険ドラッグの可能性を考え三次救急　➡　搬送先　当救命救急センター　➡　診断　細菌性髄膜炎　➡　評価　意識障害が疑われるときには、まず身体疾患を疑うこと

解　説.

　本人や周囲から現病歴や既往歴が聴取できず、精神疾患と判断を誤ったものの、精神科医療機関からの受け入れ拒否のために当救命救急センターに搬送されたことが不幸中の幸いで、髄膜炎の診断と治療が行えたため、結果オーライとなった症例である。明らかな精神疾患の既往がない限り、常に身体疾患が原因の精神症状を頭に入れておくことが必要である。

　細菌性髄膜炎の症状は、頭痛、項部硬直、発熱であり、急性に錯乱する意識障害を認めることもある。本症例は、身体所見も取れなかったが、項部硬直が確認できれば髄膜炎を疑えたと思われる。ほとんどの症例で先行する感染が認められ、起炎菌が髄液の中に侵入して発症する。

　意識障害が疑われるときにはまず身体疾患を疑うことが大切であるという、大事な教訓を示してくれた症例であった。

■ 参考文献

1) 救急隊員用教本作成委員会（編）：興奮状態．救急隊員標準テキスト，改訂第4版，p166，へるす出版，東京，2013.

23 昏迷状態

　意識は保たれていて外部の状況を明瞭に認識できるのに、異常体験や不安・焦燥のために内的緊張が高まり、外的刺激に対して反応性が著しく減弱あるいは欠如する状態である。目を開いたまま、何も言わず、何も答えず、ほとんど動けない状態である。統合失調症、重症うつ病、解離性（転換性）障害に多くみられる。しかし脳梗塞による失語もあり、脳梗塞発症のごく早期には診断がつかないこともあるので注意する。どちらかわからなければ身体疾患を疑うこと。

症例 38 ■ 28歳、男性

　自宅内で、朝から1点を凝視したまま動かないと、母親からの通報あり。10日前、職場で上司にひどく叱責されてから会社に行けなくなった。食事もほとんど摂らず、自室にこもったままであったという。朝、母親が息子の部屋に行くと、ベッドに腰かけたまま1点を凝視し、手を握ったまま動かず、何を話しかけても返事をしない。心配になった母親が救急要請した。昨日、近医の精神科クリニックを受診し、抗うつ薬を処方されている。昨日は会話できていたとのこと。

> 血圧120/80 mmHg、脈拍数80回/分、呼吸数18回/分、体温36.5℃、意識JCS Ⅰ-3-A、GCS E4V1M4、瞳孔：左4.0 mm、右4.0 mm、対光反射：左（＋）、右（＋）

　全身の筋肉に力が入っており、上肢を動かすと、動かされたままの姿勢を保つ。昨日処方された抗うつ薬は1錠服用したのみで、空の薬包は発見できなかった。既往歴は特になし。些細なことで落ち込む傾向はあったようだが、精神科通院歴は今までにはなく、今回が初めてとのこと。家族歴では、母親がうつ病で通院歴あり。現在は通院していない。
　うつ病の精神症状を考え、かかりつけの精神科クリニックに連絡したが、受け入れ困難とのこと。地理的に近い精神科病院にも受け入れ要請をしたが拒否され、精神科のある当救命救急センターに搬送となった。受け入れ要請の理由は、意識障害の精査・加療目的であった。受け入れまでに時間はかかったが、搬送はできた。
　検査の結果、身体的には異常なく、うつ病性の昏迷状態と診断され、2日後、精神科病院へ転院となった。

> 症状　無言・無動 ➡ 現場判断　うつ病の精神症状 ➡ 病院選定　かかりつけ精神科クリニック・精神科病院 ➡ 受け入れ　× ➡ 工夫　意識障害の精査・加療目的で三次救急選定 ➡ 搬送先　当救命救急センター ➡ 診断　うつ病の昏迷状態 ➡ 評価　精神科救急の受け入れの悪さを示す症例だが、意識障害として三次救急を選定したのは現実的対応

解説

　本症例はうつ病による昏迷状態であった。昏迷状態に至るまでは数日の期間があるのが通常であり、先行する精神症状や心理的要因の存在を明らかにする必要がある。うつ病性の昏迷状態は、身体科救急ではなく精神科救急である。精神科の緊急時の受け入れはスムーズではないため、家族に精神科を受診させるよう指示し、搬送せずに帰署する救急隊も現実的には多い。家族が連れていく場合には、夜間や休日でない限り精神科で診察してもらえることが多い。入院治療を考えて、精神科クリニックではなく精神科病院が望ましい。精神科クリニックを受診する場合は、かかりつけの医療機関にすること。電話で予約しようとすると、完全予約制のため断られることが多いので、直接受診する方がかなり文句を言われても診てもらえる確率が高くなる。但し、こういう受診方法は緊急事態でない限り行ってはならない。また、精神疾患と判断するためには身体疾患を否定することが大切なので、バイタルサインや意識レベルに異常のないことを常に確認すること。

症例39　55歳、男性

　駅付近で「男性が倒れている」との通報あり。詳細不明。倒れる瞬間を見た者はいない。
　息はしており、開眼して手足を動かしているが、しゃべらないという。現着時は坐位になっていた。

> 血圧150/90 mmHg、脈拍数90回/分、呼吸数20回/分、体温36.6℃、意識JCS I-3-A、GCS E4V3M4、瞳孔：左4.0 mm、右4.0 mm、対光反射：左（＋）、右（＋）

　神経学的所見では右顔面の麻痺あり。足の麻痺ははっきりしない。ほとんどしゃべらないが、言葉は了解不能である。異臭もなく、服の片側だけに泥がついており、倒れた際に地面と接触していた箇所と思われた。目立った外傷はない。精神疾患の昏迷状態も疑ったが、転倒時の頭部打撲や意識障害も考え、当救命救急センターへ搬送となった。
　血液・生化学検査で異常なし。頭部CT検査で異常なし。バビンスキー反射陽性で、間もなく右上肢の麻痺も出現した。頭部MRI検査で、左中大脳動脈から分岐する中心前動脈領域の脳梗塞を認めた。発症して2時間しか経過しておらず、血栓溶解療法が行われ、2週間の入院後、徒歩で退院となった。

> 症状　倒れている・会話困難 ➡ 現場判断　精神疾患の昏迷状態・頭部打撲・意識障害 ➡ 病院選定　三次救急 ➡ 受け入れ　○ ➡ 搬送先　当救命救急センター ➡ 診断　中心前動脈領域の脳梗塞 ➡ 評価　身体的疾患も疑い搬送選定したのは正しい判断

解　説.

　傷病者は独身であり、職場への通勤途中に脳梗塞を発症した。身分証を携帯していなかったため本人の情報収集に手間取ったが、診断から治療まで円滑に運ぶことができた。

　精神疾患が悪化し、徘徊中に栄養不良や脱水で倒れた場合は、数日入浴していないことが多く、異臭を放っていることが多い。本症例は異臭がなかったため、入浴をしていたことが推測でき、精神疾患の悪化よりも身体疾患が考えやすい。

　脳には2つの言語中枢がある。言語を受け取り理解するウェルニッケ（Wernicke）中枢と、言語をつくるブローカ（Broca）中枢である（図6）。ウェルニッケ中枢が障害されると、感覚性失語という聴いて理解することができない状態となる。一方、ブローカ中枢が障害されると、運動性失語という、いわゆる話すことが困難な状態となる。倒れるに至った経緯についても、「おお、あの、歩いて、電車、ああ、今度の」など、うまく説明できない。中大脳動脈から分岐した中心前動脈領域の血管支配である（図7）。中大脳動脈全領域の脳梗塞では意識障害が出現するが、中心前動脈領域の脳梗塞では意識障害が出現しないこともあるため注意する。中心前動脈領域脳梗塞の頭部CT画像（図8）を示す。

　精神疾患による昏迷状態と判断を誤ると生命予後にかかわるので、身体疾患を否定できないときは身体疾患を疑うことが大切である。

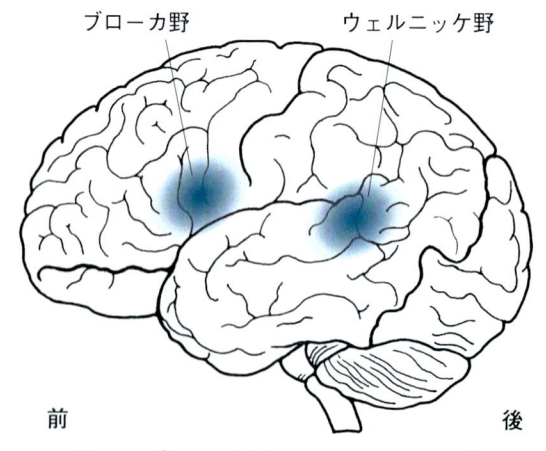

図6．ブローカ野とウェルニッケ野
（左側面図）

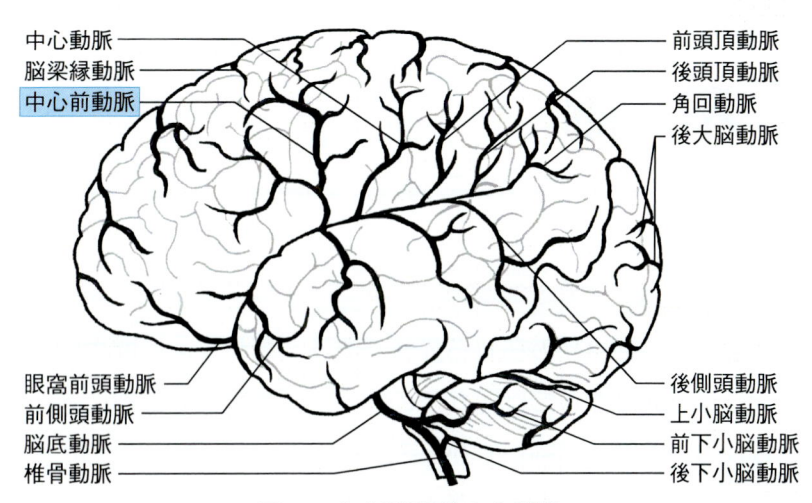

図7. 中大脳動脈の皮質枝
(高木康行：脳の解剖．脳卒中ビジュアルテキスト 第2版, p3, 医学書院, 東京, 1994 より改変)

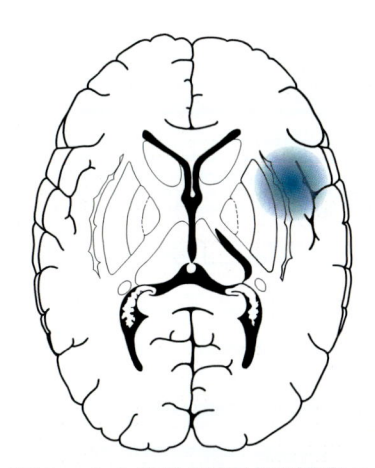

図8. 中心前動脈領域脳梗塞の頭部CT画像

参考文献

1) 救急隊員用教本作成委員会(編)：昏迷状態．救急隊員標準テキスト，改訂第4版, p166, へるす出版, 東京, 2013.
2) 高木康行：脳の解剖．脳卒中ビジュアルテキスト 第2版, p3, 医学書院, 東京, 1994.

24 不眠

　不眠は一般的によくみられる症状である。訴えをよく聞き安心感をもたせ、不眠の原因を明らかにする。かかりつけ医からの睡眠薬があれば、必要に応じて服用する。投薬に関しては、かかりつけ医に相談してからの方がよい。
　不眠のみで救急車の要請をすることはないが、精神科医療機関に通院していないか、あるいは精神科クリニックに通院していても夜間なので電話相談ができず、消防署に相談してくるケースもある。日中に相談してくることはない。

症例 40 ■ 年齢不詳、女性

　精神科のクリニックに通院しているとのことだが、睡眠薬を飲んでも眠れないと、午前2時頃に消防署に相談の電話があった。
　当番の救急隊員が1時間ほど丁寧に電話相談を行い、「いつでも相談しなさい」と指示して、とても感謝されて電話を切ったとのこと。
　その後、度々深夜に電話で不眠の相談を依頼してくるため、業務に差し支えを生じ、消防署では対処しかねると伝え、夜間は当救命救急センターに電話するように指示したという。

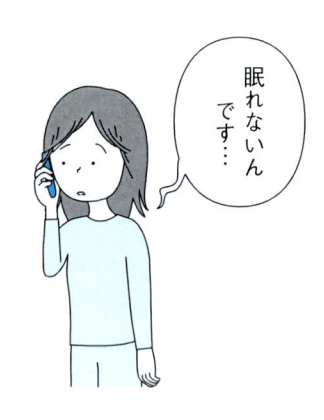

　　眠れないんです…

> 症状　不眠 ➡ 現場判断　不眠による電話相談 ➡ 工夫　傾聴・「いつでも相談してよい」と安心させた ➡ 評価　傾聴はよいが、できないことはきちんと伝えること

解説.

　精神医学では、治療構造といって患者の要求をなんでも通すのではなく、治療上、お互いの守るべき遵守事項や面接回数、時間、場所などを細かく設定し、合意のうえで治療を開始する。緊急時の対応も取り決めておく。この治療構造が最も基本かつ重要であり、これなしでは精神科医療は成立しない。そのうえで、精神科の理論に基づいて、患者に共感しながら治療を続けていくのである。
　本症例の対応で拙かった点は、初回の対応で制限を設けず、いつでも連絡してよいと傷病者に伝えたために傷病者は依存してしまい、何度も電話をかけることになり、結果的には電話を断ることになってしまった。次の連絡先を示して断ったのでまだよいが、ただ撥ねつけるだけでは傷病者を傷つけるだけで、よい結果とならない。また、このような形で他の連絡

先を紹介すると、紹介先から苦情を言われることになる。

対応は丁寧かつ粘り強く、できることはできる範囲をきちんと伝え、できないことはできないと伝えることが大切である。

また、睡眠薬に関する知識は知っておいた方がよい。

不眠のタイプは、①寝つきの悪い入眠障害、②眠った気がしない熟眠障害、③何度も目が覚める中途覚醒、④早く目が覚める早期覚醒、の4つに分類され、それぞれのタイプに合わせて、睡眠薬が投与される（**表33**）。

参考までに、代表的な睡眠薬を**表34**に示す。近年、睡眠効果の作用時間別に分類されない、メラトニン受容体作動薬のラメルテオンや、オレキシン受容体拮抗薬のスボレキサントなども発売されている。

表33. 使用する睡眠薬のタイプ

入眠障害（寝つけない）	→ 超短時間型
熟眠障害（眠った気がしない）	→ 短時間型
中途覚醒（何度も目が覚める）	→ 中間型
早期覚醒（早く目が覚める）	→ 長時間型

表34. 主な睡眠薬のプロフィール

分類		販売名	最高血中濃度到達時間（時間）	未変化体の半減期（時間）	活性代謝物の半減期（時間）
非ベンゾジアゼピン系		マイスリー	0.7〜0.9	1.78〜2.3	—
		アモバン	0.75〜1.17	3.66〜3.94	—
ベンゾジアゼピン系	超短時間型	ハルシオン	1.2	2.9	3.9
	短時間型	レンドルミン	1.5	7	—
		デパス	3	6	16
		エバミール	1〜2	10	—
		リスミー	3	—	10.5
	中間型	ベンザリン	1.6±1.2	25.1	—
		ネルボン	2		
		エリミン	2〜4	26	—
		ユーロジン	5	24	—
		ロヒプノール	1〜2	7	20〜30
		サイレース			
	長時間型	ベノジール	約1	5.9	47〜100
		ダルメート			
		ソメリン	2〜4	—	42〜123
		ドラール	3.42±1.63	36.6	38〜106

25 不安

　不安とは、特定の対象のない、落ち着かない強い苦しみをいう。訴えを丁寧に受け止め、落ち着きのある態度で接すること。不安症状だけでは緊急性もなく、精神科に通院しているケースは、施設職員や家族などが必要に応じてかかりつけ医からの抗不安薬があれば与薬を行うので、不安症状のみで救急要請することはまずない。投薬に関してわからないことの相談は、かかりつけ医に相談して服用させている症例がほとんどである。

症例 41 ■ 64歳、女性

　独居、生活保護受給中。
　ほぼ連日、夕刻になると不定愁訴で救急要請していた。身体的な異常がないのに救急要請をする傷病者として、近隣の救急医療施設でも名前は知られており、受け入れを断られるため、当救命救急センターに頻回の搬送となっている。
　当日も、めまいを主訴に本人からの救急要請があった。

> 血圧124/82 mmHg、脈拍数76回/分、呼吸数16回/分、体温36.4℃、意識JCS I-0、GCS E4V5M6、瞳孔：左3.0 mm、右3.0 mm、対光反射：左（＋）、右（＋）、眼振なし

　この日も他の医療機関から受け入れを断られたため、当救命救急センターに搬送となった。
　丁度、救命救急センターに重症外傷患者が来院しており、患者は看護師にバイタルサインを取られた後、ベッドに寝かされたまま数十分が経過した。そのうち、「点滴もしてくれない、採血もしてくれない、レントゲンも撮ってくれない。馬鹿にするな」と、文句を言い出し、自らベッドを降りて、救命処置室内をうろうろと歩き始めたので、渋る当直の精神科医に協力してもらい、話し相手をしてもらった。
　精神科医は毎回、他医療機関である精神科クリニックに紹介状を書くのみだったので、当院でのfollowをなんとか約束させ、帰宅させた。
　その後、当院での精神科外来に通院するようになってからは、救急要請する回数が1ヵ月に1回程度となった。

II. 各論 ▶ Chapter 25

不安

> 症状 めまい・不定愁訴 ➡ 現場判断 身体的不調を訴える精神症状 ➡ 病院選定 三次救急 ➡ 受け入れ ○ ➡ 搬送先 当救命救急センター ➡ 診断 不安障害 ➡ 評価 本来は三次救急の適応ではない。精神科的治療で軽快可能な症例

解説.

　不安が背景にあると訴えが不定愁訴になることが多い。不定愁訴とは、内科的身体症状を訴えるものの、他覚的所見が認められない訴えをいう。訴えは複数の器官系にまたがる場合が多く、めまい、動悸、頭痛、呼吸困難、腹部違和感、咽頭部違和感、全身倦怠感など、さまざまである。精神医学的治療により改善が図られる。

　不安症状のみで救急要請するのは独居の傷病者がほとんどである。背景には寂しさが潜んでいる。頻回に救急要請するので敬遠され、余計に傷病者の不安を煽ることになる。本来、精神科の治療の対象だが、他の精神科医療機関には行きたがらない。

　本症例は、嫌がる当院の精神科医を治療に参加させ、患者の不安や寂しさを受け止めることによって症状が改善した例である。

26 パニック発作

　大きな不安が急激に襲ってくる発作である。比較的若い女性に多く、救急車で来院することが多い。動悸、発汗、手指振戦などの自律神経症状を伴い、焦燥感や苦悶感を訴える。訴えを丁寧に受け止め、落ち着きある態度で接する。先行するストレス要因があるが、そのストレスを自覚できていない患者も多いのが特徴である。パニック障害でみられる。

症例42 ■ 26歳、女性

　昨年結婚し、夫と2人暮らし。夫は仕事のため、連日、帰宅が遅く、休日出勤も多いという。結婚してから仕事は辞め、実家からも離れたため、会話できる人があまりいなくなったという。

　自宅でテレビを見ていた際、なんの誘因もなく動悸を自覚した。無理に気にしないようにすると余計に動悸がして、手の震えと発汗が出現した。焦燥感で居ても立ってもいられなくなり、何度も救急車を呼ぼうと思ったが、恥と思って何度も迷った末に遂に119番通報した。

> 血圧134/86 mmHg、脈拍数106回/分、呼吸数22回/分、体温36.4℃、意識JCS I-1、GCS E4V5M6、瞳孔：左3.0 mm、右3.0 mm、対光反射：左(＋)、右(＋)

　過去にこのような症状はないという。精神科通院歴もなし。心電図は洞調律で頻脈。
　パニック発作を疑い、精神科のある当救命救急センターに連絡し、動悸を理由に搬送となった。
　輸液しただけで症状は30分程度で改善し、身体的な異常は検出されず、精神科医の診察後、夫の迎えを待って帰宅した。

> 症状　動悸・震え・焦燥感⇒　現場判断 ➡ 現場判断　パニック発作 ➡ 病院選定　精神科のある二次救急 ➡ 受け入れ　○ ➡ 搬送先　当救命救急センター ➡ 診断　パニック障害 ➡ 評価　精神症状があると受け入れが悪くなるので、精神科のある病院選定がよい

解説

　パニック発作中は、死んでしまう不安と気が狂ってしまう不安に襲われており、発作を取り除こうとすると余計に発作に飲み込まれてしまう。発作は10～20分程度でピークを迎え、30分程度で消失する。長くとも1時間程度で消失する。発作が止まってから、この発作

で「死ぬことも、気が狂うこともない」ことを伝えておくと、患者は安心する。
　一度発症すると次にいつ起きるかが不安となり、交通機関に乗れなくなったり、1人でいることが恐くなったりするが、精神科を受診することで症状は軽快する。抗うつ薬や抗不安薬の投与と精神療法を行う。
　治った症例に共通していることは、いつから発作が消失したか、正確には思い出せないことである。軽快し、発作を気にしなくなっていたことが推測される。

■ 参考文献

1) 救急隊員教本作成委員会：パニック障害. 救急隊員標準テキスト, 改訂第4版, p169, へるす出版　東京, 2013.

27 過換気発作

　なんらかの急性のストレスによって過換気が起こり、気の遠くなる感じ、胸内苦悶感、四肢の痺れなどをきたす。以前は、紙袋を口に当て呼気を再呼吸させるペーパーバッグ法が行われていたが、エビデンスがないため現在では行われない。SpO_2は100％を示すことが多い。過換気発作のほとんどは精神的不安が誘因であるが、腹痛などでも発生する。副甲状腺機能低下、心疾患、脳内疾患などの身体的疾患でも発生し、ごく稀に体内の血液の流れが悪くなって臓器の壊死が起こり、体内が酸性に傾くために過換気になることがあり、重篤な疾患が潜んでいることもあるので注意を要する。特に高齢者の過換気は身体疾患を疑った方がよい。

症例 43 ■ 31歳、女性

　生来健康。現在、夫と2人暮らし。子どもなし。1ヵ月前に母親を癌で亡くし、葬儀などで多忙であったが喪主であったため、頑張ってやりこなしたという。母の四十九日の準備も整い、一息ついているときであった。夫が帰宅する前の午後7時頃、トイレに行こうとした際にふらつきを自覚した。その後数分でなんとなく息苦しさと動悸を自覚し、呼吸回数も増え、手足の痺れも伴うようになっていたところに夫が帰宅し、妻の異変に気づいて救急要請した。

> 血圧132/84 mmHg、脈拍数104回/分、呼吸数42回/分、体温36.6℃、意識JCS I-3、GCS E4V4M6、瞳孔：左4.0 mm、右4.0 mm、対光反射：左(＋)、右(＋)

　頻呼吸のためしゃべることができず、とりあえず意識レベルはJCSとGCSで表記したが清明とも思われた。過去にも同様の症状の経験があったという。喘息などの呼吸器疾患の既往はない。
　慌てている夫に対して落ち着くように機関員に対応してもらいながら過換気発作と判断し、他の救急医療機関は混雑のため断られたので、当救命救急センターに搬送となった。
　抗不安薬（ジアゼパム）の投与が行われ、1時間で発作は消失し、2時間後に夫とともに帰宅した。

> 症状　呼吸困難・動悸 ➡ 現場判断　過換気発作 ➡ 病院選定　二次救急 ➡ 受け入れ × ➡ 工夫　精神科のある三次救急を選定 ➡ 搬送先　当救命救急センター ➡ 診断　過換気発作 ➡ 評価　過換気発作は二次救急でも収容可能だが、受け入れを拒否する病院もある

解　説

　過換気発作は、先行するストレス要因がはっきりしないことも多い。しかし、よく事情を聴取すると、数ヵ月前からストレス要因を抱えていることが多く、精神的誘因が認められる。

　過換気発作によって、血中のカルシウム濃度が低下し、口周囲や指先の痺れ感などの知覚異常が出現し、症状が強くなると手足の筋に強い拘縮（テタニー）が起こり、手足の屈曲が出現する。発作が消失すると数分間で軽快する。

　精神科通院で軽快するので、頻回に発作が起こる場合には精神科受診を勧める。抗うつ薬や抗不安薬の投与と精神療法で軽快する。

症例 44 ■ 82歳、女性

　76歳時に心房細動、脳梗塞の既往あり。現在、自宅でのADLはベッド上生活であり、移動には車いすを使用している。嫁が本人の自室に行くと、息が荒く過換気になっていたので、救急要請した。以前から、家族で出かけようとすると「死んでしまいたい」と言うので、最近は留守番を1人置いて、他の家族で外出し、本人には黙っていたという。昨日は孫が家族で外出する話を本人にしてしまったので、みんなが気にしていたらしい。

血圧106/78 mmHg、脈拍数106回/分、呼吸数34回/分、体温36.2℃、意識JCS I-1、GCS E4V5M6、瞳孔：左4.0 mm、右4.0 mm、対光反射：左（＋）、右（＋）

　いつから過換気になったのかを本人に尋ねてもはっきりしない。他に随伴する症状も本人は何も訴えない。食事は介助で毎回きちんと摂れていた。

　原因不明であるが、過換気症候群と判断し、かかりつけの病院に搬送を依頼したが断られたため、当救命救急センターに搬送することになった。搬送中、徐々に意識レベルが低下し血圧も下がり始めたのでショックと判断し、MC医師に連絡して、輸液を全開で開始し搬送した。

　血液ガス分析で著明なアシドーシスを認め、腹部造影CT検査の結果、上腸間膜動脈血栓症と診断された。腸管の壊死のため緊急手術となり、集中治療室に入院した。

症状　過換気 ➡ 現場判断　過換気症候群 ➡ 病院選定　かかりつけ内科病院 ➡ 受け入れ × ➡ 工夫　精神科のある三次救急を選定 ➡ 搬送先　当救命救急センター ➡ 診断　上腸間膜動脈血栓症 ➡ 評価　精神症状と考えてしまい、重篤な身体的疾患を想定できなかった症例

解　説

　上腸間膜動脈血栓症は、上腸間膜動脈に血栓が詰まって支配領域の消化管に血液が送れなくなり、消化管が壊死する病態である。上腸間膜動脈は、十二指腸の下部から横行結腸の2/3までの腸と、膵臓を支配している。上腸間膜動脈の結腸支配領域を示す（図9）。腹部造影CT

検査で診断する（**図10、11**）。上腸間膜動脈に血栓が詰まっていることや造影剤の流れが悪いことを確認する。

通常、激しい腹痛に襲われるが、高齢者や認知症患者では腹痛という明らかな訴えをしないものもいる。急激に発症、進行し、消化管が壊死すると、ショックとなり死に至る。死亡率は24～94％と高率である。消化管が壊死している場合は外科的緊急手術で、壊死部分の切除しか救命の方法はない。

体内の組織が壊死すると、人間の身体は酸性（代謝性アシドーシス）となり、なんとか中性を保とうと、過換気によって呼吸性アルカローシスの状態をつくり出そうとして自動的に働く機能が身体には備わっている。この場合の過換気は重篤な病態である。高齢者の過換気は、まず身体疾患を疑うべきである。

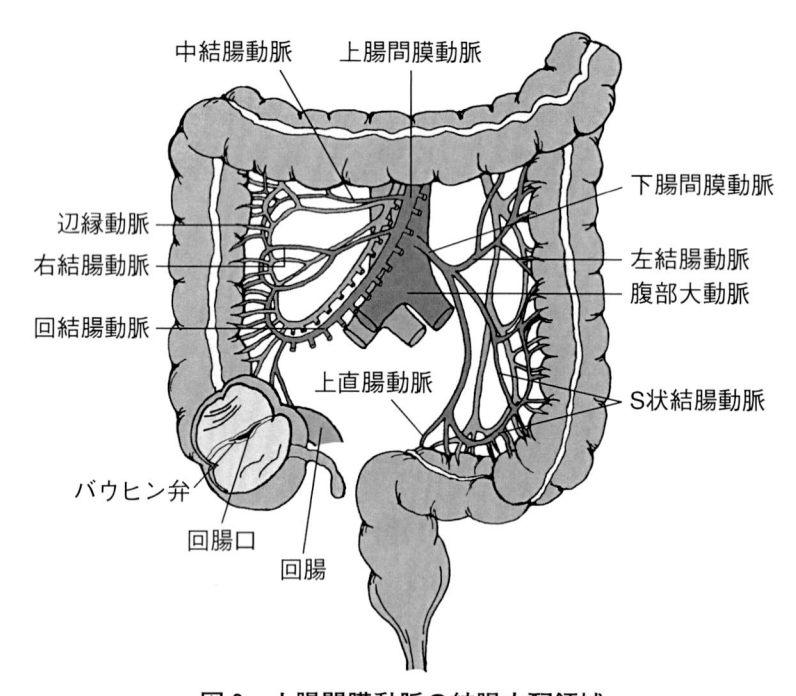

図9．上腸間膜動脈の結腸支配領域

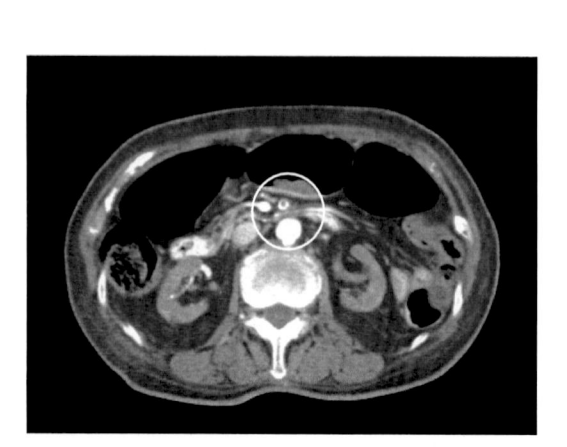

図10．上腸間膜動脈血栓症の腹部造影CT 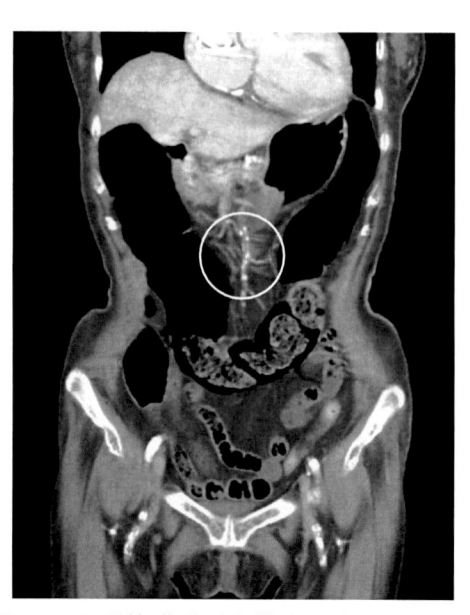　　**図11．上腸管膜動脈血栓症の腹部造影CT**

28 解離(転換)症状

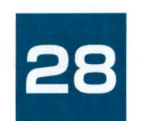

　解離性(転換性)障害で多くみられる。解離性(転換性)障害については、49頁を参照のこと。ストレス負荷の多い出来事や対人関係上の問題など、社会的、環境的、心理的な問題が誘因となって、それらに対する不安や葛藤からの現実逃避として生じる精神症状といわれている。

　解離(転換)症状の中に、急激に発症する意識障害に類似した失神様の精神症状を呈するものがあり、「てんかん」などの身体疾患との鑑別が紛らわしい。失神様の解離(転換)症状について、「てんかん」発作との鑑別点8項目を表35に示す。

　確定診断は脳波である。徐波や棘波などの脳波異常が認められないことを確認する。

　必ずしも当てはまるわけではないので、身体疾患か精神疾患か迷ったときは身体疾患を疑うべきである。

症例45 ■ 18歳、女性

　高校3年生。駅の構内で意識消失したため、目撃者により救急要請された。目撃者の話では、ゆっくりとうずくまるように倒れ、痙攣はしていなかったという。

　中肉中背、衣類は汚れておらず、倒れたことによる外傷も認められない。問いかけに応答なく、身体を硬直させている。身体全体の汚臭はない。口腔内に異臭はなく、アルコール臭もない。

血圧108/66 mmHg、脈拍数102回/分、呼吸数25回/分、体温36.4℃、意識JCS Ⅲ-200、GCS E1V1M4

　特に顔面の筋緊張が強い。瞳孔を調べようとしても筋緊張が強く、目がなかなか開かない。無理に目を開けようとするとかろうじて開き、光を当てると光を避けるように眼球が移動す

表35. 解離(転換)症状による失神の特徴―てんかん発作との鑑別方法

1. 人のいないところでは発生しない。
2. 発作時に開眼していない。発作時に開眼していれば、てんかんである。
3. 外傷がない。
4. 失禁していない。
5. 瞳孔は散大傾向(カテコラミンの放出による)にあるが、瞳孔不同がない。
6. ペンライトで眼球を見ようとすると、光を避けようとする。
7. 神経学的所見で左右差がない。
8. 仰臥位で両手を垂直に上げ、顔に向かって落としても、顔を避けて落ちる。

＊確定診断は脳波。

るため、対光反射などの瞳孔所見を得ることは困難であった。仰臥位の傷病者の上肢を垂直に持ち上げて急に離すと、両腕とも顔を避けてゆっくりと落下する。さらに上肢を顔面の方向へ向け、押して落下させても、顔を避けて落下する。心電図は洞調律で、SpO_2は100%。

救急隊は、精神症状の可能性もあるが、意識障害を考えて当救命救急センターに搬送した。

動脈血ガス分析では呼吸性アルカローシスの所見が認められ、血液生化学的検査で明らかな異常なし。胸部X線および心電図にも異常を認めず、頭部CTや頭部MRIにおいても、頭蓋内占拠病変や脳出血・脳梗塞などの血管性病変、脳の腫脹・浮腫の所見はなかった。

遅れて母親とボーイフレンドが到着し、証言が得られた。それによると、精神疾患の遺伝負因はなく、特記すべき既往歴、アルコール・薬物乱用歴はない。過量服薬などの自殺企図歴もない。過去に同様の症状が出現したこともなかったという。しかし、倒れる直前にボーイフレンドと口論があり、傷病者本人は単独で帰宅途中であったとのこと。

解離性（転換性）障害と診断し、点滴の側管から抗不安薬のジアゼパムを静脈内投与すると、間もなく覚醒し会話が可能になった。時折涙を浮かべながら、当日のボーイフレンドとの口論の話や、その後駅に着いてからの記憶がないことなどをぽつりぽつりと語り、母親とともに帰宅した。

症状　意識消失　➡　現場判断　精神症状・意識障害　➡　病院選定　三次救急　➡　受け入れ　○　➡　搬送先　当救命救急センター　➡　診断　解離性障害　➡　評価　精神症状が疑われても、身体的疾患の存在を常に考慮しておくこと

解　説．

衣類の汚れがなく外傷もないことから、倒れたときの身体的な衝撃は少なかったと推定される。身体全体の汚臭や口腔内の異臭もないことから、入浴や歯磨きなど、身体の清潔さは保たれていると思われる。アルコール臭もないことから、飲酒による意識障害も考えにくい。心電図もSpO_2も異常なし。上肢を垂直に持ち上げて急に離すと、両腕とも顔を避けてゆっくりと落下し、さらに上肢を顔面の方向へ向け押して落下させても、顔を避けて落下する所見を加味すると、精神症状が疑わしい。

救急隊が精神症状を疑いながらも身体科救急を選定したことは正しい。身体疾患の見落としは、生命予後にかかわるからである。現実的には精神科救急を選定しても、受け入れ先の確保に無駄な時間を要しただけであろう。

精神科の通院歴がある場合は、向精神薬の過量服薬や、過換気発作による失神の可能性も念頭におく必要がある。家族からの問診で明らかになることが多い。

解離（転換）症状と診断できれば、あるいはほかに疑わしい身体的疾患がない場合は、抗不安薬のジアゼパム1/2アンプル（5 mg）を静脈注射し、効果がなければ追加で5 mgずつ投与していく。点滴が行われていれば側管から投与する。精神的な緊張が緩和されるとすぐに意識は回復するが、基礎にある精神疾患によっては回復しない場合もある。生命の危険はないので、経過観察するだけでも多くは数日以内に軽快する。

現場活動のポイントは、以下のとおりである。

1 状況評価

傷病者の意識を消失した状況を確認する。急性の発症か緩徐な発症か、体位は、立位、坐位、臥位のいずれであったか、外傷の有無を確認する。精神疾患が疑われた場合は、精神科通院歴の有無も確認する。

2 初期評価

まずは身体的疾患を疑い、バイタルサインと意識レベルを確認する。血圧は保たれており、脈拍は正常か頻脈、呼吸数は正常か過換気、体温は正常か微熱である。意識レベルはJCSでⅢ-200、GCSでE1V1M4が多く、意識障害ありと判断する(厳密には意識障害ではない)。

3 問　診

原因の鑑別に重要である。必ず傷病者本人と関係者の両者から聴取する(現実的には傷病者本人は話せないことが多いので、周囲の人から情報を聴取することになる)。

- 精神疾患の既往・精神科通院歴の有無：病名、通院歴、初発か過去にもあったのか、精神科での病名
- アレルギーの有無
- いつ頃からどんな症状がみられたか？
- 最終食事摂取時間は？
- 普段のADLは？：どのような状況で発症したのか？　先行するストレスの有無、誘因の有無
- 薬は服用しているか？

4 全身の詳細な観察

全身を通じて、外傷がないことが特徴である。
- 頭、頸、顔面部：顔面が全体的に緊張しており、目を強く閉じていることが多い。
- 胸部、腹部、四肢：外傷がない。あったとしても、擦過傷程度である。
- 尿・便失禁：なし。
- 神経学的所見：瞳孔は左右対象で不整なく散大傾向で、対光反射は正常であるが、光を当てると眼球が光を避けようとする傾向がある。神経学的所見で左右差がない。仰臥位状態で両手を垂直に上げ、顔に向かって落としても、顔を避けて落ちる(上肢ドロップテスト)。
- 各種モニターからの情報：心電図では頻脈であっても洞調律であり、SpO_2は正常から100%を示す。

5 評　価

状況評価、初期観察、問診、全身観察から得られた症状を総合的に評価して病態を判断し、医療機関の選定、情報提供を効果的に行う。最も重要なことは、精神疾患が原因と決めつけずに常に隠された病因を探すことである。病院前で原因が精神疾患であると診断することは

困難であるため、ABCの管理を行い、緊急に医療機関へ搬送し治療を開始する必要がある。解離（転換）症状が疑われたとしても、まずは脳疾患などの身体的疾患の鑑別を行うために、身体科救急に連絡する。

■ 参考文献

1) 市村　篤：精神疾患．PCECコースガイドブック，意識障害に関する病院前救護の標準委員会（編），pp191-194，へるす出版，東京，2008．

29 酩酊状態

　飲酒によるものであり、単純酩酊と異常酩酊がある。単純酩酊はアルコール血中濃度と比例し、50 mg/dLでほろ酔い、100 mg/dLで呂律が回りにくくなり、200 mg/dLで千鳥足、400 mg/dLで昏睡となる。昏睡になると死亡する危険がある。異常酩酊は血中濃度と比例しない。異常酩酊の場合はしばしば暴力行為が認められるため注意する。犯罪につながりやすいのもこの異常酩酊である。喧嘩や交通事故で来院した場合は、飲酒の有無にかかわらずCT検査などの撮影を行うのでよいが、飲酒による酩酊状態と決めつけてしまうと、ごく稀にくも膜下出血などの重篤な疾患を見落とすので、特に冬の寒い時期は要注意である。

症例 46 ■ 42歳、男性

通行人からの路上で倒れているとの通報で、救急要請された。

血圧110/70 mmHg、脈拍数106回/分、呼吸数16回/分、体温35.8℃、意識JCS Ⅱ-20、GCS E3V4M5、瞳孔：左4.0 mm、右4.0 mm、対光反射：左(＋)、右(＋)

　倒れる前の目撃者はおらず、アルコール臭著明。明らかな外傷なし。大きな声で呼びかけると開眼するが、身体所見を取ろうとすると抵抗し、唾を吐きかけ管を巻く。
　急性アルコール中毒と判断し二次救急病院に連絡したところ、「酒が覚めてから連れてこい」と言われ、他の病院にもあたったがすべて断られたため、当救命救急センターに搬送となった。
　なかなか受け入れ病院が決まらなかった間、通行人が「早く運べよ、何やってやがる。お前ら運び屋だろう」と野次を飛ばしていた。
　当救命救急センターへ搬送後、輸液しながら身体的検査が行われ、急性アルコール中毒と診断された。アルコール血中濃度は220 mg/dLであった。数時間後に覚醒しスタッフに謝りながら、家族とともに帰宅した。

症状　意識障害　➡　現場判断　急性アルコール中毒　➡　病院選定　二次救急　➡　受け入れ　×　➡　工夫　三次救急施設の選定　➡　搬送先　当救命救急センター　➡　診断　急性アルコール中毒　➡　評価　急性アルコール中毒による不穏は受け入れ拒否されることがしばしばある。地域によっては、三次救急が何でも収容してくれるとは限らないので、普段からの病院との関係性は大切

解　説.

　急性アルコール中毒の傷病者の搬送は、救急隊員にとってしばしばストレスとなる。傷病者本人が管を巻いたり、身体所見を取られることに抵抗したり、暴力的であるなどの精神症状を呈しやすく、無理解な通行人の腹の立つ野次や、受け入れ先医療機関の対応の悪さも加わり、忍耐を強いられることも多い。

　酩酊と直接の関係はないが、当救命救急センターで行った救急隊員のストレスの特徴（表36）と、ストレス内容の変化（表37）と、ストレス発散の方法（表38）の調査結果を示す。古いデータなので、あくまで参考程度にしてほしい。

表36. 救急隊員のストレス

1. 8割がストレスを感じている。
2. 40代が最もストレスあり。
3. 隊長クラスは、ほぼ100%のストレスあり。
4. 標準課程より救急救命士の方がストレスあり。
5. 兼任より専任の方がストレスあり。

表37. 救急隊員のストレス内容の変化

ストレスの種類	1999年群 (n=120)	2005年群 (n=166)	有意差
ストレスの有無（あり）	100 (83%)	138 (83%)	なし
職場の人間関係（あり）	61 (51%)	59 (36%)	$p=0.01$
救急現場でのストレス（あり）	66 (55%)	112 (67%)	$p=0.03$
患者への対応（あり）	13 (11%)	26 (16%)	なし
家族への対応（あり）	10 (8%)	14 (8%)	なし
市民への対応（あり）	4 (3%)	7 (4%)	なし
搬送先との対応（あり）	39 (33%)	58 (35%)	なし
搬送中の重圧（あり）	14 (12%)	29 (17%)	なし
知識不足（あり）	9 (8%)	19 (11%)	なし
感染の危険（あり）	3 (3%)	3 (2%)	なし
夜間の仕事（あり）	12 (10%)	8 (5%)	なし
業務量の多さ（あり）	1 (1%)	32 (19%)	$p<0.01$

表38. ストレスの発散方法の変化

発散方法	1999年群 (n=120)	2005年群 (n=166)	有意差
あり	91 (76%)	111 (67%)	なし
酒	39 (33%)	36 (22%)	$p=0.04$
愚痴を言う	16 (13%)	31 (19%)	なし
運動	23 (19%)	41 (25%)	なし
ドライブ	6 (5%)	6 (4%)	なし
パチンコ	13 (11%)	5 (3%)	$p=0.01$
趣味	32 (27%)	29 (17%)	なし
睡眠	10 (8%)	13 (8%)	なし
勉強	4 (3%)	2 (1%)	なし
家族と過ごす	7 (6%)	19 (11%)	なし

症例 47 ■ 58歳、男性

会社の忘年会で、「酔ったので、今日は帰る」と言い、途中で単独で帰宅したという。会社の同僚が、一次会が終わって二次会に向かう途中、忘年会会場近くの公園で倒れている傷病者を発見した。刺激しても覚醒しないため、急性アルコール中毒が疑われて、救急要請された。

血圧168/90 mmHg、脈拍数80回/分、呼吸数16回/分、体温36.0℃、意識JCS Ⅲ-200、GCS E1V1M4、瞳孔：左4.5 mm、右4.5 mm、対光反射：左（＋）、右（＋）

いびきをかいている。アルコール臭あり。目立った外傷なし。神経学的所見で左右差なく、麻痺も明らかではない。

急性アルコール中毒を疑い、いくつかの救急病院に連絡したが収容不能ということで、当救命救急センターに搬送となった。

アルコール血中濃度は70 mg/dLであった。意識障害の精査のため行った頭部CT検査でくも膜下出血が認められ緊急入院となり、脳神経外科で動脈瘤のクリッピング術が施行された。

症状　意識障害 ➡ 現場判断　急性アルコール中毒 ➡ 病院選定　二次救急 ➡ 受け入れ × ➡ 工夫　三次救急施設の選定 ➡ 搬送先　当救命救急センター ➡ 診断　くも膜下出血 ➡ 評価　アルコール関連は精神疾患関連と並んで、身体的疾患を見落としやすいので注意する

解　説

急性アルコール中毒による意識障害と判断し搬送したが、くも膜下出血による意識障害であった症例である。

くも膜下出血は、交通事故などによる外傷性のものを除くと、脳動脈瘤の破裂か、脳動静脈奇形の破裂が原因である。症状は激しい頭痛が特徴であるが、本症例のように発見時に既に意識障害があると、先行する頭痛の有無は確認できない。忘年会を途中退席した時点で、頭痛などの異変があったものと推定される。くも膜下出血の頭部CT画像を示す（図12）。

自宅内で発症することが多いが、パチンコ店や温泉などで発症する症例もしばしば認められる。特に冬場に多く、忘年会シーズンでは飲酒中に伴った発症もあるので、急性アルコール中毒と決めつけてしまうと、後でとんだしっぺ返しをくらうことになるので注意を要する。

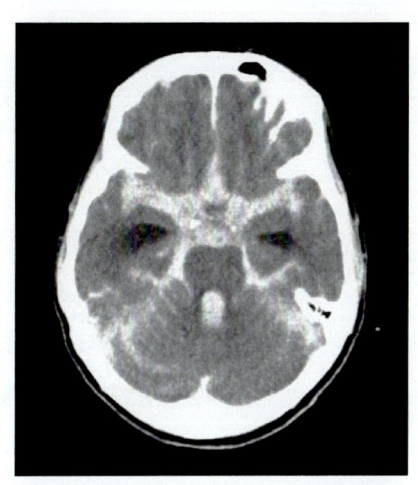

図12. くも膜下出血のCT画像

30 幻覚・妄想状態

　対象がないのに知覚する異常体験を幻覚といい、まったく根拠のないものに対する信念を妄想という。

　幻覚・妄想状態とは、自分に対する噂、非難、悪口、命令など意味のある言葉が聞こえる幻聴を中心とした活発な幻覚、および他人が自分に危害を加えているという被害妄想を中心とした妄想に左右されているが、興奮はそれほど著しくない状態である。

　統合失調症や中毒性精神病によるものが多い。

　幻覚・妄想の内容について否定も肯定もしない態度で受け止め、患者が自分を受け入れてくれるという安心感を与える態度で接する。

　自傷・他害の危険がある場合は警察への通報が必要なこともある。

症例 48 ■ 24歳、男性

　統合失調症のため、精神科病院に通院していたが、ここ2ヵ月は「病気が治った」と言い服薬を止めて通院も中断していた。

　朝、本人が起きてこないので父親が部屋に行くと、敷布団が敷いてあり、布団を被って顔を隠していた。敷布団の周囲に血液が認められたため、父親が布団を剥いだところ、腹部から腸管が脱出しており、布団の中は血液だらけで、本人は包丁を握りしめていた。父親は包丁を取り上げ、救急要請した。

> 血圧94/68 mmHg、脈拍数110回/分、呼吸数24回/分、体温36.0℃、意識JCS I-1、GCS E4V5M6、瞳孔：左3.5 mm、右3.5 mm、対光反射：左(＋)、右(＋)

　本人は、腹の中に「ミン」という霊がいるので、それを取り出すために、自ら包丁で腹部を割いて腸管を外に出していたという。腸管は傷つけていないが、腸管を全部外に出してから「ミン」を退治するために、腸管を切り刻む予定だったという。

　濡らしたガーゼで腹部を覆い、ラッピングしながら当救命救急センターへ搬送となった。

　父親にも救急車に同乗してもらったが、本人が暴れるなどの不穏な行為は認められなかった。車内ではほとんど無言であったが、時々「ミンがミンが…」と独語を発していた。

　緊急手術が行われた後、集中治療室に入った。

　幸い腸管損傷はなく、感染も重症にならず、身体的治療終了後、かかりつけの精神科病院に転院となり、医療保護入院となった。

> 症状　腹部刺創　➡　現場判断　腹部刺創・自殺企図・統合失調症　➡　病院選定　三次救急　➡　受け入れ　○　➡　搬送先　当救命救急センター　➡　診断　腹部刺創・自殺企図・統合失調症　➡　評価　搬送中の傷病者の妄想に対しては、否定も肯定もせず傾聴が望ましい

解説.

　統合失調症に伴う自傷行為では、グロテスクな行為がしばしば認められる。通常、自らの腹を裂く行為は、恐怖を伴うのみならず痛みに耐えられないはずである。しかし、統合失調症における幻覚・妄想状態は、それ以上の苦痛なのであろう。おそらく患者は服薬を中止したため、幻聴を伴った幻覚・妄想状態となり、内的な異常体験に基づいて自傷行為に及んだものと思われる。統合失調症の患者は痛みの感覚が鈍いことが多く、骨折していても平気で歩行していたりする。抗精神病薬の影響で痛みに対して鈍感になっているわけではなく、本例のように服薬をしていないときでも、痛みをあまり感じない。

　統合失調症の再発は、服薬を勝手に止めた時点と考えるのが通常である。本人の病識がなくなったと考えられるからである。服薬を止めてもすぐには再発しないが、遅かれ早かれ再発する症例が多いのも事実である。

　搬送中に傷病者が妄想を訴えていても、傾聴し、肯定も否定もしない態度で搬送するのが望ましい。幻覚・妄想状態に最も怯えているのは傷病者であり、救急隊員が怯えていてはならない。

症例 49 ■ 17歳、女性

　高校2年生。生来健康。1ヵ月前から、突然、不登校になり、自宅にひきこもるようになった。親が学校で何かあったのかと尋ねても答えない。担任の教員にも連絡したが、いじめなどは認められず、原因は明らかではなかった。学校へ行けと言うと怒り出すため、親は方法がないのでしばらく経過をみることにしていた。

　早朝に、ドスンという鈍い音がし悲鳴が聞こえたので親が庭に出てみると、本人が顔面から血を流して倒れていたので、2階の自室から転落したものと判断して救急要請した。

> 血圧84 mmHg（触診）、脈拍数48回/分、呼吸数26回/分、体温36.4℃、意識JCS Ⅱ-30、GCS E2V3M5、瞳孔：左3.5 mm、右目は腫れていて確認できず、対光反射：左（＋）、右測定できず

　右顔面が血腫を伴って腫れており、右前腕部の変形あり。右前額部と右前腕部に擦過創あり。

　創傷部を被覆し頸椎カラーを装着し、バックボードを固定し、MCに連絡してルートを確保しながら、当救命救急センターに搬送した。

頭蓋骨骨折、急性硬膜下血腫、外傷性くも膜下出血、頸椎 C3/C4 骨折、右橈骨・尺骨骨折の診断で頸椎固定術が行われ、入院となった。

遺書が見つかり、それには、「とうとうサトラレました。生きていられません。先立つ不幸をお許しください」と書かれていた。

症状　2階から飛び降り　➡　現場判断　転落外傷　➡　病院選定　三次救急　➡　受け入れ　〇　➡　搬送先　当救命救急センター　➡　診断　急性硬膜下血腫・くも膜下出血・頸椎骨折・橈尺骨骨折・統合失調症　➡　評価　統合失調症の自殺企図は、2階からの飛び降りでも顔面から落ちるなど過激な手段が多いので、重症化しやすい

解説.

遺書と経過からは、1ヵ月前に発症した統合失調症の幻覚・妄想状態と思われる。統合失調症は思春期頃から突然発症する。発症すると性格が変わったようにみえ、生活も昼夜逆転など一変する。成績が急に落ちたり、不登校になってひきこもったりもする。独語や空笑などもみられることが多い。

本例は「考えが悟られてしまう」という、考想伝播と呼ばれる思考障害が認められ、その異常体験に基づいた自殺企図であった。

2階より顔面から飛び降り、右手と右顔面から着地したようである。頭部外傷も大きな所見であるが、この症例は血圧が低くかつ徐脈なため、神経原性ショックと考えてよい。輸液を行いながらの搬送は正しい選択である。呼吸の中枢が頸髄の4番（C4）の位置なので、大変危険な状態であったと考えられる。参考までに、頸椎骨折のCT画像（図13）とMRI画像（図14）を示しておく。

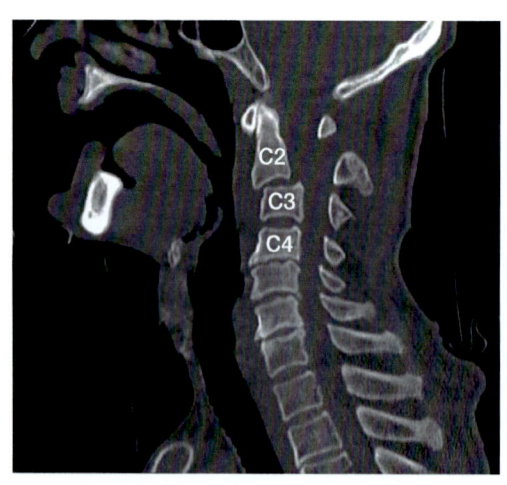

図 13. 頸椎骨折の CT 画像

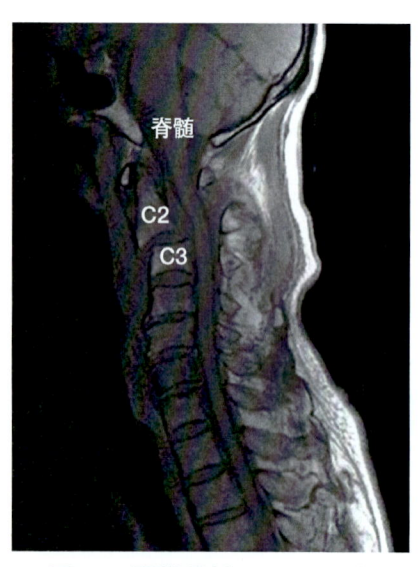

図 14. 頸椎骨折の MRI 画像

31 うつ状態

　感情、意欲、思考が共に沈滞する状態である。感情が沈滞して、はっきりとした動機がないのに気分が沈んで憂うつとなり、物事を悲観的に考える抑うつ気分、意欲が沈滞し、著しく運動が減少する精神運動制止、思考が沈滞して、考えがあまり浮かばない思考制止などの症状が特徴である。わかりやすくいうと、気分が滅入って行動も沈滞し、考えがなかなか出てこないため口数が少ない状態である。

　うつ状態はうつ病に特異的なものではなく、うつ病のほか、統合失調症、適応障害、パーソナリティ障害、アルコール依存症など、さまざまな精神疾患でみられる。

　対応としては、患者の気持ちを支持し、信頼関係をつくる努力をする。悲観的な患者の訴えに対しては、うなずくなどして静かに耳を傾け、励ましてはならない。励ますと却って悪化させてしまうことが多い。患者にとっての重大な決定は先に延ばさせるようにする。

　回復期には自殺企図が多いので、特に注意を要する。

症例 50 ■ 44歳、女性

　半年前から近医の精神科クリニックに通院し、うつ病と診断され抗うつ薬を処方されている。はっきりとした誘因はないが、徐々に活動性が低下し全身倦怠感を訴えるようになったため、夫がインターネットを調べたところ、うつ病の診断基準を満たすようなので精神科クリニックを受診させたという。その後も症状は改善せず。体重も増加してきたがうつ病の症状とされ、便秘がちになったが抗うつ薬の副作用とされていた。主治医からは重症のうつ病とされ入院を勧められていたが、本人がいやがるため経過を観察していた。

　朝、床から起きて来ないので起こそうとすると、いつもよりも眠気が強いようで、呼びかけても目を開けず、揺さぶったり叩かないと目を開けない。目を開けたと思ったら、すぐに目を閉じてしまう。返事も生返事で言葉にならない。夫は、インターネット上にうつ病は自殺企図に注意とされていたので、処方薬の空包は見つからないものの過量服薬を疑って救急要請した。

> 血圧98/68 mmHg、脈拍数52回/分、呼吸数14回/分、体温35.2℃、意識JCS Ⅱ-20、GCS E3V3M5、瞳孔：左3.5 mm、右3.5 mm、対光反射：左(＋)、右(＋)

　救急隊は過量服薬を含めた意識障害の精査・加療のため、当救命救急センターに搬送した。原因精査と加療のため入院した。甲状腺ホルモンの低下が認められ、甲状腺機能低下症による粘液水腫性昏睡と診断され、全身管理と甲状腺ホルモンの投与が行われ、症状は軽快し

退院となった。

　現在、甲状腺ホルモン剤を服用し内科に通院中であるが、半年前からみられた抑うつ様症状は軽快し、主婦として通常の生活を送っている。

> 症状　意識障害　➡　現場判断　過量服薬疑い・原因不明の意識障害・うつ病　➡　病院選定　三次救急　➡　受け入れ　○　➡　搬送先　当救命救急センター　➡　診断　粘液水腫性昏睡　➡　評価　傷病者の診断はわからなくとも、重症度と緊急度は誤ってはならない

解　説.

　うつ病と間違えられた甲状腺機能低下症による粘液水腫性昏睡の1例である。

　インターネットが普及し、精神科への受診の敷居が下がったことにより、内科を初診せず、精神科を初診する患者も増えてきた傾向にある。本例も内科を受診していれば、甲状腺機能低下症と診断されていたかも知れない。

　本例は、甲状腺機能低下症による粘液水腫性昏睡例であり、重症例でもある。救急隊員が、過量服薬を含めた意識障害を考え、救命救急センターを選定したのは正解であった。バイタルサインは血圧と体温が低く徐脈である。救急隊員は、このバイタルサインと甲状腺機能低下症とは結びつけられなかったが、かかりつけの精神科医も気づけなかったのであるから、ほとんどみることのない難しいケースであったことは間違いない。診断に結びつけられなくても、傷病者の状態の、緊急度と重症度の判定は誤ってはならない。

　甲状腺機能低下症は、甲状腺ホルモン産生および分泌が障害され、甲状腺ホルモンが不足した結果、生体の代謝が低下した病態である。指で押しても圧痕を残さない浮腫（non-pitting edema）が特徴的である。ほかに、徐脈・低血圧、体重増加、便秘、皮膚の乾燥などがあるが、強い全身倦怠感、抑うつ状態、無力感などの自覚症状もあり、うつ病に類似した精神症状も呈する。治療は甲状腺ホルモン剤の投与である。

　粘液水腫性昏睡とは、甲状腺機能低下症が悪化すると発症し、死亡率は25～65％と高い重症の疾患である。早期の集中治療室での治療が必要である。治療は全身管理と甲状腺ホルモンの投与である。日本甲状腺学会による粘液水腫性昏睡の診断基準（3次案）を表に示す（**表39**）。

表39. 粘液水腫性昏睡の診断基準

必須項目	1. 甲状腺機能低下症 2. 中枢神経症状（JCSで10以上、GCSで12以下）
症候・検査項目	1. 低体温（35℃以下：2点、35.7℃以下：2点） 2. 低換気（PaCO₂ 48 Torr以下、動脈血pH 7.35以下、あるいは酸素投与：どれかあれば1点） 3. 循環不全（平均血圧75 mmHg以下、脈拍数60/分以下、あるいは昇圧薬投与：どれかあれば1点） 4. 代謝異常（血清Na 130 mEq/L以下：1点）
確実例：必須項目2項目＋症候・検査項目2点以上	

（文献3）による）

■ 参考文献

1) 救急隊員用教本作成委員会(編)：うつ状態．救急隊員標準テキスト，改訂第4版，p166，へるす出版，東京，2013.
2) 阿部正和：甲状腺機能低下症．新臨床内科学第3版，pp474-475，医学書院，東京，1983.
3) 粘液水腫性昏睡の診断基準と治療指針の作成委員会：粘液水腫性昏睡の診断基準(3次案)．日本甲状腺学会，東京，2010.

32 躁状態

　感情、意欲、思考が共に亢進して、高揚を制止できない状態である。感情が亢進して、はっきりとした動機がないのに嬉しく、陽気で、物事を楽天的に考える爽快（高揚）気分、意欲が亢進して、次々に生じる欲動に応じて行動する行為心迫、思考が亢進して、次から次へと考えが浮かんでくるが外部の状況などに影響されやすく、1つのことに集中できず次から次へと話が飛んでいく観念奔逸などの症状が特徴である。

　双極性障害（躁うつ病）の躁病エピソードのほか、統合失調症でもみられる。うつ状態と比較するとかなり珍しい状態である。

　患者のペースに巻き込まれないよう心がけ、一貫した方針でよい聞き手になることが必要である。無意味な議論や説得は避け、刺激を与えないようにする。

症例 51 ■ 55歳、男性

　寿司屋を営業している。結婚しているが、子どもはいない。1週間前から多弁・多動となり、1日2時間程度しか眠らない。電話をかけまくったり、通販の高額な健康食品を大量に注文したりしているという。妻だけでなく客とも口論になったりしている。妻の話では、結婚後、一度同様の症状があり、勤めていた寿司屋を辞めさせられている。普段は口数も少なく、抑うつ的であるという。精神科通院歴はないという。

　当日、妻と些細なことで口論となり、妻から「頭がおかしいから、精神科に行ってきな」と言われたことに腹を立て、「狂っていないことを証明してやる」と言って、自ら救急要請した。

　救急隊が現着すると、自ら救急車に近づいてきて、「どこでもいいから、精神科に行ってくれ」と言う。救急隊の話はまったく入っていかないようで、一方的に話している。バイタルサインを取ろうとすると怒り出し、「人生、超特急よ。そんな暇はない」と言って拒否する。「活きのいい精神科に連れていけ」と言い、歩き回りながら、手で寿司を握るしぐさをしている。妻に相談し、精神病が疑われるので警察に通報したいと伝え、妻の許可を得て通報した。

　警察が来ると、「よっ、踊る大捜査線。所轄の皆さん」などと言って、へらへらと笑っている。救急隊が「精神保健福祉法第23条の適応ではないか」と問うと、「この程度では適応にならないなぁ。暴力の現行犯ならともかく。かかりつけの精神科ないの？　ない。本人が精神科を希望しているのだから、どこか運べないの？

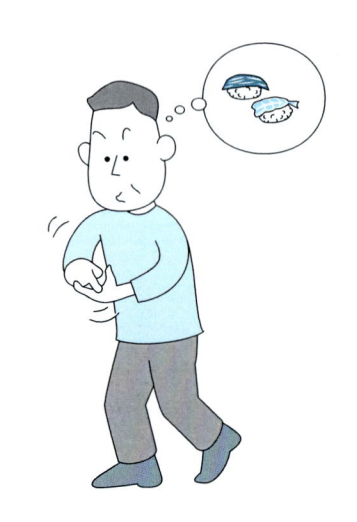

救命センターとか」などと対応する。MC医師に助言を求めたところ、「精神科救急と考えられるので、精神科救急システムに従ってほしい」とのコメントであった。

　警察署に帰ろうとする警察官と何度も交渉し、保健所と精神科救急相談窓口にも連絡して結局は警察官が引き受けることになった。現場滞在時間は2時間。警察官が傷病者本人と妻と一緒に警察署に向かい、その5時間後、当番の精神科病院で措置鑑定が行われ、措置入院にはならず医療保護入院となった。

> 症状　躁状態　➡　現場判断　躁病の増悪　➡　病院選定　精神科緊急（23条通報）　➡　受け入れ　警察官が同意しない　➡　工夫　保健所・精神科救急相談窓口の相談・警察官と交渉　➡　搬送先　警察官が引き受け措置鑑定へ　➡　診断　双極性障害の躁転　➡　評価　本来は救急隊員が行わなくてもよいことであるが、粘り勝ちである

解　説

　粘り強い救急隊員の活動が、傷病者本人と家族を救った症例である。本来、精神科救急システムがもっと円滑に稼働されていれば、これほど時間を要することはないだろうが、現実的にはこのような状況なので、現場の救急隊、家族、傷病者たちが苦労することになる。

　傷病者は普段は抑うつ的であり、また若い頃にも同様の躁状態のエピソードがあることから、傷病者の精神疾患はおそらく双極性障害（躁うつ病）であろう。

　双極性障害（躁うつ病）は200人に1人の発症率といわれ、統合失調症の100人に1人より少ない。躁状態が持続することはなく、やがてうつ状態の時期が訪れる。一般的に、単極性障害（うつ病）と比較すると、うつ状態の程度は重くかつ長い傾向がある。うつ状態の時期には自殺企図の確率が高くなるため、本症例のような未治療の症例は危険である。自殺企図の確率は、単極性障害（うつ病）よりも高いことが知られている。

　離婚率の最も高い精神疾患が双極性障害（躁うつ病）であり、患者本人の人生を考えるうえでも、精神科的治療への導入は大切で、早期発見・早期治療は重要である。

　治療は薬物療法が主体であるが、躁状態を抑えることはできても、いまだに有効な再発防止方法は確立されていない。

■ 参考文献

1) 救急隊員用教本作成委員会（編）：躁状態．救急隊員標準テキスト，改訂第4版，p166，へるす出版，東京，2013．

33 診療拒否

　診療に対して、拒否し抵抗する状態をいう。とにかく根気が必要。気長に対応しながら理由の追究と説得を続ける。

　救急現場では、本人が救急搬送を拒否した場合は、搬送は行わなくてよいことになっている。しかし、明確な意志による診療拒否と意識障害による診療拒否ではまったく別ものなので、きちんと区別する必要がある。せん妄状態などの意識障害による診療拒否は本人が覚えていないことが多く、覚えていても部分的であり、本人の意志による診療拒否ではない。意識障害を見落とすと、傷病者の予後に不利益になる可能性が大きいので、十分注意する。

　診療拒否に対する対応を表40に示した。マニュアルではないので、あくまで参考にとどめてほしい。

表40. 診療拒否への対応

1. 身体的に緊急度が高く、重篤の場合は治療しなくてはならない。
2. 診療拒否が成立する場合もある。
   現時点で、身体的に緊急度が高くなく、重篤でないことが条件。
   かつ、
   ①本人の意志であること。
   ②本人が明確な理由を述べられること。
   ③本人が治療を行った場合と、行わなかった場合の予後についての比較ができること。

症例52 ■ 76歳、女性

　3年前に夫が死に1人暮らし。嫁に気を遣うのはいやなので、自分で身の回りができるうちは息子夫婦と同居したくないと拒否していた。その後に受けた健康診断で胃癌の疑いを指摘され、大学病院で精査を受けた。胃癌と診断され肝臓に転移のあることが判明した。予後の悪いことも説明され、そのうえで抗がん剤の治療を勧められたが家族の忠告は受け入れず、本人は治療を拒否した。何度も説得したが、「もう進行癌なんだし、つらい治療をしてまで寿命を延ばしたくない」と語り、受け入れなかった。昔から言い出すと聞かない性格なので、息子夫婦はハラハラしながら、本人の病状を見守ることにした。息子夫婦と本人の家は車で20分ほどだったので、癌が発覚してからはほぼ連日、1日1回は本人の自宅を訪問していた。

　癌の告知から1ヵ月後、嫁が本人の自宅に行くと、トイレの前で倒れている本人を発見した。揺すって呼びかけると、目を覚まし、「お腹が痛くなったのでトイレに行き、出てきたら気を失った」という。便器に血液が付着していたので、「血を吐いたんじゃないの、おかあさん！　病院に行きましょうよ」と言うと、「お迎えは自然とやって来るのだから、病院には行

かないよ」と言う。嫁は泣きながら、「死んじゃったら困るから」と言っても聞き入れない。「人は誰でも死ぬんだから。もう手遅れなんだから、病院には行かないよ。入院なんて絶対にしないよ」と言う。「私たちの気持ちも考えてください。救急車を呼びますからね」と言って、嫁は救急要請した。救急車が来るまでの間、本人は「救急車が来たって病院には行かないよ」と言い張り、嫁は泣いていた。

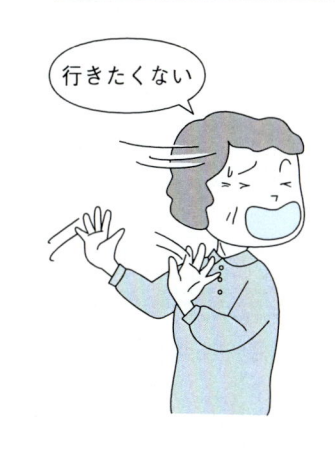

救急隊が現着し、バイタルサインを取ろうとすると、手を振って「止めとくれ」と言って拒否した。「すみません。お身体の具合を調べるために、血圧を計らせてくださいませんか」と頼むと、「そんなこと、しなくていいから」と断られる。泣いている嫁と一緒に、何回か頼みこんで測定させてもらった。「そんなことしてなんになる。病院には行かないからね」と言ったきり何もしゃべらなくなった。

血圧 138/88 mmHg、脈拍数 78 回/分、呼吸数 16 回/分、体温 36.2℃、意識 JCS I-0、GCS E4V5M6、瞳孔：左 3.5 mm、右 3.5 mm、対光反射：左（＋）、右（＋）

その後、救急隊が何を話しかけてもまったく返事をせず、身体に触れようとすると、手で払いのける。嫁は「お願いします。無理にでも病院に連れていってください。このままじゃ死んじゃいます」と泣き叫んでいる。

息子に連絡し会社から駆けつけてもらい、1時間にわたって説得が続けられたが、本人は無言のまま目を閉じ返事をしなかった。最後は息子が半ば強引に、本人を抱き抱えるようにして本人を救急車内に引きずり込み、息子同乗でかかりつけの当救命救急センターに搬送となった。救急車内でもまったく口をきくことはなく、無言のまま目を閉じていた。

当日は内視鏡の検査後に救命救急センターに入院し、数日で退院となっている。抗がん剤による治療は行われなかった。

その後も何回か救命救急センターに搬送となったが、約5ヵ月後に意識障害で搬送された際、入院中に死亡した。

症状　意識消失・吐血　➡　現場判断　胃癌・吐血・意識消失・診療拒否　➡　病院選定　かかりつけのある三次救急　➡　受け入れ　○　➡　搬送先　当救命救急センター　➡　診断　胃癌による出血と意識消失　➡　評価　傷病者に対する粘り強い説得は評価できる

解説

本例は精神障害のケースではない。本人の意志による診療拒否の対応例である。

救急現場では、本人が救急搬送を拒否した場合は、搬送は行わなくてよいことになっている。通報者が見知らぬ通行人であればそれも可能であるが、本例のように身内からの通報ではこうもいかない。この状況で不搬送となれば後ろ髪を引かれる気分になったろう。診療拒

否には粘り強い説得が必要である。本例も最後まで本人は納得しなかったが、傷病者に吐血の疑いがあるのだから、搬送しようと努力した救急隊員の姿勢は評価されるべきであろう。

搬送時の対応に苦慮するのは精神科救急だけではない。本例のような症例もある。人間に心というものがある以上、傷病者の気持ちに配慮することは必要であるから、このケースを選んでみた次第である。

症例 53 ■ 74歳、男性

肝硬変のため内科の病院に通院中。現在、妻と2人暮らし。もともと病院嫌いで、病院にはほとんど通院したことがなかった。昨年、急に腹部が膨らみ出し苦しくなったので、内科の病院を受診した。肝硬変と診断され、腹水が溜まっているために入院した。その後も定期的に通院していたが、入院体験はよほどいやだったらしく、「どんなことがあっても、もう入院は絶対しない」と妻に、しょっちゅう言っていたという。

前日より腹部が膨満し苦しさを訴えていたが、内科病院への受診は拒否していた。当日は食事もまったく摂れず傾眠状態になったので、妻が救急要請した。

> 血圧148/88 mmHg、脈拍数88回/分、呼吸数24回/分、体温37.2℃、意識JCS Ⅱ-10、GCS E3V4M5、瞳孔：左3.5 mm、右3.5 mm、対光反射：左（＋）、右（＋）

腹部は膨隆し、眼球はやや黄染していた。

呼びかけると開眼するので、救急隊が病院に搬送したいことを伝えると拒否した。妻も救急隊とともに病院搬送を促すが、頑なに拒否する。理由は入院がいやだからという。身体の状態が悪いことを伝えても一向に納得しない。

かかりつけの内科病院に連絡すると、本人の拒否が強いと搬送されても治療ができないと受け入れを断られた。救急隊は、傷病者が傾眠傾向で意識障害があり、身体的に治療が必要と考え当救命救急センターに搬送依頼を行い、受け入れ許可が出たので、傷病者を担架で固定して救急車内に収容した。傷病者は「いやだ。止めてくれ。こんなことするなよ」と言い続けていたが力が入らないらしく、身体的な抵抗は示さなかった。

当救命救急センターに搬送され、肝硬変による腹水と肝性脳症と診断されて緊急入院となった。

> 症状　傾眠　➡　現場判断　肝硬変・意識障害・診療拒否　➡　病院選定　かかりつけの内科病院　➡　受け入れ　×　➡　工夫　身体的治療が必要性なため、三次救急を選定　➡　搬送先　当救命救急センター　➡　診断　肝硬変による腹水と肝性昏睡　➡　評価　傷病者は診療を拒否していたが、意識障害のため判断能力が鈍っていると判断し、身体的治療を優先した選択肢は正しい

解 説.

意識障害を伴った診療拒否の搬送例である。

本症例は肝性脳症による意識障害があり、傷病者本人が明確な意志で診療拒否をしていたのかは疑わしい。それ以上に身体疾患の病状が悪く、救急搬送の適応であった。まずは本人に説明と同意を得ようとする態度は必要である。家族の意向に沿うのみで、本人に何も言わずに救急車内に収容してはならない。意識障害を疑っていても、説明と説得は必要である。そのうえで、緊急度と重症度が高いと判断した際は、生命の危険があるため、強攻策はためらわない。

本例は家族が救急要請をし、本人が搬送を拒否した例であるが、その逆の例があったとしたらどうすべきであろうか。すなわち本人が救急要請をし、家族が搬送を拒否した場合である。この場合は家族と揉めることになって面倒ではあろうが、搬送しなくてはならない。家族の強い抵抗のために、本人の病状の判断が不十分のまま不搬送にしてはならない。当救命救急センターの事例で、拒食症の患者が自ら通報したが母親が「祈祷で治す」言って、強く救急搬送を拒否した例があった。結局、救急隊は当救命救急センターに搬送し入院となった。その後も、母親から病院に対して何度も執拗なクレームと退院要求があった。消防署にもクレームの電話があったという。母親は統合失調症圏の妄想性障害であった。

肝硬変は、アルコール性やウイルス性の肝炎などが原因となり、肝臓が硬くなってしまう病気である。肝炎は可逆的だが、肝硬変になってしまうと不可逆的である。黄疸、腹水、食道静脈瘤の破裂、肝性脳症などがみられる。肝臓は予備能があるため沈黙の臓器といわれている。症状が出てくるのは病状が相当進行してからなので、本例のように、急な腹水で肝硬変と診断される場合もある。

肝硬変の症状の1つに、肝性脳症がある。肝臓には解毒機能が備わっているが、肝臓が障害されると解毒機能が働かなくなり、血液中にアンモニアなどの有毒物質が溜まってしまう。

表41. 肝性脳症の昏睡度分類

昏睡度	精神症状	参考事項
I	睡眠-覚醒リズムの逆転。 多幸気分、時に抑うつ状態。だらしなく、気に留めない状態。	回顧的(retrospective)にしか判定できない場合が多い。
II	指南力(時、場所)障害、物を取り違える(confusion)。 異常行動(例：お金をまく、化粧品をゴミ箱に捨てるなど)。 時に傾眠状態(普通の呼びかけで開眼し会話ができる)。 無礼な言動があったりするが、医師の指示に従う態度をみせる。	興奮状態がない。 尿便失禁がない。 羽ばたき振戦あり。
III	しばしば興奮状態またはせん妄状態を伴い、反抗的態度をみせる。嗜眠傾向(ほとんど眠っている)。 外的刺激で開眼しうるが、医師の指示に従わない、または従えない(簡単な命令には応じる)。	羽ばたき振戦あり(患者の協力が得られる場合)。 指南力は高度に障害。
IV	昏睡(完全な意識の消失)。 痛み刺激に反応する。	刺激に対して払いのける動作、顔をしかめるなどがみられる。
V	深昏睡。 痛み刺激にもまったく反応しない。	

(文献1)による)

この有毒物質が脳に悪影響を及ぼし、肝性脳症が発症する。肝性脳症の昏睡度分類を**表41**に示す。本例の昏睡度はⅡである。

ちなみに羽ばたき振戦（flapping tremor）は、肝性昏睡でみられるものが代表的であるが、尿毒症などの代謝性疾患でもみられる。腕と手を伸展させた状態を保持するように指示すると、姿勢が保持できずにふるえて、羽ばたくようにみえる現象をいう。救急現場では役立つと思われるので是非覚えておいて頂きたい。

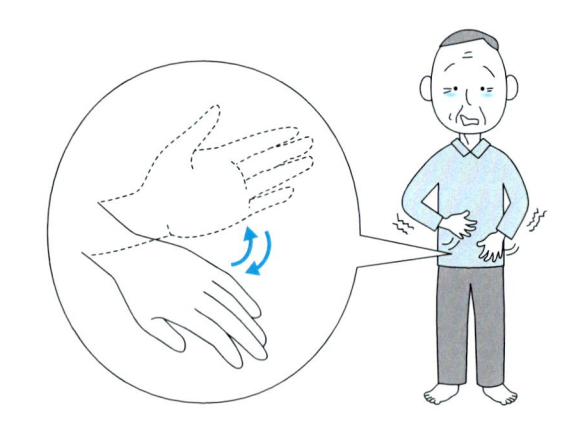

■ 参考文献

1) 高橋善弥太：劇症肝炎の全国統計；初発症状からみた意識障害発現までの日数と予後および定義の検討．第12回犬山シンポジウム，A型肝炎・劇症肝炎，pp116-125，中外医学社，東京，1982．

34 不搬送事例

　救急隊員は、本人が救急搬送を拒否した場合は、搬送は行わなくてよいことになっている。また、明らかに死亡している場合も不搬送としてよいことになっている。それ以外の不搬送事例はあり得ないはずだが、救急現場ではそうではないことが起こる。

症例 54 ■ 23歳、女性

　統合失調症のためかかりつけの精神科病院に通っていた。両親と3人暮らし。高校卒業後、定職につかず家事手伝いをしている。

　当日は両親が親戚の法事で出かけ、帰宅は翌日の予定であった。夜に食料を近くのコンビニエンスストアで購入し、帰宅した際に、玄関に黒猫が座っていた。「ニャア」と泣いて去っていったが、目が光っていたという。部屋に入ると突然、得体の知れぬ恐怖感が襲ってきた。なんとなく部屋の中の様子が変わったように感じた。「馬鹿、死ぬぞ」という幻聴も聞こえ、助けを求めて救急要請した。

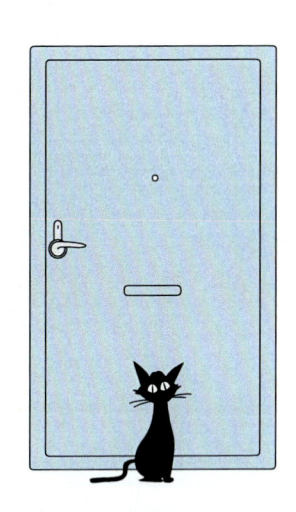

> 血圧128/82mmHg、脈拍数88回/分、呼吸数18回/分、体温36.6℃、意識JCS Ⅰ-1-R、GCS E4V4M6、瞳孔：左3.5mm、右3.5mm、対光反射：左（＋）、右（＋）

　救急隊はかかりつけの精神科病院を聞き出し、その病院に連絡した。当直の精神科医が対応し、「夜間はやっておらず診察は無理なので、明日来院させてほしい」とのことだった。救急隊はとりあえず本人の訴えを聞き、「明日は御両親も帰ってくるし、明日になってもつらければかかりつけの精神科の病院に行けばいい。それでも困ったら、精神科の当直の先生に電話したらいい」と伝えると、「前にその病院の当直の先生に電話したら、すごく怒られた」と言う。「何かとても怖い気がする」と言うので、「今日は薬を飲んで眠った方がいい」と話をしているうちに徐々に落ち着きを取り戻し、「ありがとうございました。今日は薬を飲んで寝ます」と言うので、不搬送として帰署した。

> 症状　幻聴・恐怖感 ➡ 現場判断　統合失調症の精神症状 ➡ 病院選定　かかりつけ精神科病院 ➡ 受け入れ　× ➡ 工夫　傷病者の話を傾聴 ➡ 搬送先　不搬送 ➡ 評価　精神科救急システムが円滑でないため、現実的にはこうした対応になるだろう。MC医師へ助言を求めてもよかったのではないか

解説

　夜間や休日に精神科を受診することは大変困難である。精神科救急でも、自傷・他害の危険のあるようなハードなケースは少なく、多くはソフト救急と呼ばれるケースである。救急隊がこうした例で呼ばれた場合、まずはかかりつけの精神科医療機関に連絡するのがよいだろう。クリニックでは連絡がつながることは稀だが、精神科病院に通院中の場合は、精神科の当直医がいるのでアドバイスはもらえるものと思われる。患者たちは救急隊を直接呼ぶ前に精神科病院に直接電話していることが多く、直接受診しなくても頓服用の薬を処方されていることが多いので、一晩程度ならなんとか凌げることがほとんどである。

　救急隊員が常に留意しておかなくてはならないことは、繰り返し述べているように、精神症状の背後にある身体疾患の存在である。身体疾患による意識障害なのか、精神疾患による精神症状なのか鑑別困難なときは、まず身体疾患を考えることが大切である。現場対応や搬送選定に迷ったときは、MC医師にも助言をもらうとよいだろう。

　本例の救急隊員は、傷病者の対応を上手にこなしていた。精神障害者に限らず、精神症状が不安定な傷病者への対応も、ある程度できる力が必要であろう。

症例55 ■ 年齢不詳、男性

　工場の倉庫の中で首を吊っている人がいるとの通報があり、救急隊が出動した。

　現着すると警察官が先着していた。倉庫内に入って傷病者と接触しようとすると、入口に立っていた警察官から、「この件は警察で扱うので入らなくていい」と言われたため、隊長が「傷病者のバイタルサインを確認させてほしい」と言うと、「その必要はない」と返答され、まったく受けつけようとしない。そこで隊長はMC医師に連絡し助言を仰いだ。「首を吊っているとの通報で現着したが、現場の警察官の抵抗にあって傷病者と接触できない。心肺停止なのかどうかも確認できない」と伝えると、「不搬送でよい」とのことであったので警察官にその旨を伝え帰署した。帰署中、若い隊員が「どうも納得できねえ」と不満をもらしていたので、隊長がなだめたという。

> 症状　縊頸 ➡ 現場判断　警察官の制止により傷病者と接することができない ➡ 工夫　MC医師に助言を求める ➡ 搬送先　当救命救急センター ➡ 評価　不搬送プロトコールでわからないことがあれば、MC医師に助言を求めること

解説.

　自殺企図者の不搬送例である。
　傷病者との接触を警察に拒まれ、若い真面目な救急隊員にとっては、不服な結果であったろう。
　当救命救急センターは多くの地区からの救急搬送を受け入れている。このエリアの各消防署の救急隊員たちが、部署を越えて横のつながりで湘南地区MC協議会を立ちあげ、事後検証作業部会などでさまざまなガイドラインを作成している。参考までに、湘南地区MC協議会が作成した「救急隊の判断で傷病者を不搬送とするプロトコール」を紹介する(**表42**)。

表42. 不搬送プロトコール

下記の「明らかに死亡している」状態の基準に当てはまる場合は、救急隊の判断で傷病者を不搬送とすることができる。

「明らかに死亡している」状態の基準(下記AまたはB)

A．一見して死亡と判断できるもの。
　①頸部または体幹部が切断されている場合
　②全身に腐敗がみられる場合
B．以下の6項目をすべて満たすもの
　①意識レベルがJCS300であること。
　②呼吸がまったく感ぜられないこと。
　③総頸動脈で、脈拍がまったく触知できないこと。
　④瞳孔の散大が認められ、対光反射がまったくないこと。
　⑤体温が感ぜられず、冷感が認められること。
　⑥四肢の硬直または、死斑が認められること。

(文献1)による)

　不搬送に関して判断に迷う場合は、MC医師に連絡し助言を受けることになっている。不搬送に関して、MCに助言を求める例で多かったものは、明らかに死亡していると思われるが、①浴槽内の風呂の温度のため冷感が認められない、②もともと寝たきりで関節が拘縮しており四肢の硬直の判断がつかない、の2つであった。

■ 参考文献

1) 湘南地区メディカルコントロール協議会事後検証作業部会(編):救急隊員の判断で傷病者を不搬送とするプロトコール. 湘南地区メディカルコントロール協議会, 神奈川, 2007.

■ 各論全体の参考文献

1) 市村　篤：精神障害の理解編．こころサポーターハンドブック，秦野・伊勢原地域自殺対策テキスト編集委員会（編），pp56-64，神奈川県秦野保健福祉事務所，神奈川，2012．
2) 市村　篤：精神障害．救急救命レビューノート，田中秀治，徳永尊彦（編），pp160-165，文光堂，東京，2008．
3) 市村　篤：救命救急での精神障害者へのアプローチ．救急現場学へのアプローチ，山本五十年（編），pp285-292，永井書店，大阪，2008．
4) 市村　篤：精神科的対応．研修医の救急医療研修のための基礎知識，改訂第4版，澤田祐介（編），Pp292-298，三共，東京，2006．
5) 市村　篤：精神科的対応のポイント．救急羅針盤，太田祥一（編），pp257-280，荘道社，東京，2005．
6) 市村　篤：救急現場での精神科的対応総論．プレホスピタル・ケア 17(2)：49-52，2004．
7) 福井東一，粕田孝行：おもな疾患とその看護．新看護学・精神疾患患者の看護 第8版，pp231-245，医学書院，東京，1993．
8) 黒澤　尚：精神科救急疾患．標準救急医学 第3版，pp520-528，医学書院，東京，2001．
9) 市村　篤：救急現場での精神科的対応各論．プレホスピタル・ケア 17(3)：37-41，2004．
10) 市村　篤：基礎疾患に精神病をもつ患者．Emergency nursing 夏季増刊：120-125，1995．

和文索引

あ
アセトアミノフェン…87
アルコール性コルサコフ精神病…22
アルコール性嫉妬妄想…22
アルコール性認知症…22
アルコール中毒…21
　　──，急性…116
アルツハイマー型認知症…41
アンフェタミン…27
悪性症候群…35

い
インターフェロン…21, 32
医療保護入院…10
異物誤飲…71
意識障害…6
一酸化炭素中毒…31
縊頸…83
陰性症状…33

う
うつ状態…121
ウェルニッケ中枢…100
ウェルニッケ脳症…22

お
応急入院…10

か
過換気発作…108
解離症状…111
解離性健忘…50
解離性障害…49, 112
解離性遁走…50
外因性精神障害…3
覚醒剤…21
隔離…10
脚気…26
肝性脳症…129
　　──の昏睡度分類…130

き
危険ドラッグ…21, 28
気分障害…19
器質性精神病…51
急性アルコール中毒…116
急性覚醒剤中毒…27
急性ジストニア…39
急性ストレス障害…62
強迫性障害…58
境界性パーソナリティ障害…78
橋中心髄鞘崩壊症…72
緊急措置入院…11

く
くも膜下出血…117

け
頸椎骨折…120
警察官職務執行法第3条…9
血管性認知症…41
幻覚(状態)…118
　　──，小人…24
幻視…24
　　──，小動物…24
　　──，情景的…24

こ
小人幻覚…24
甲状腺機能亢進症…55
甲状腺機能低下症…122
興奮状態…96
合成カンナビノイド…29
昏迷状態…98

さ
細菌性髄膜炎…97

し
自殺企図…19, 83
自傷行為…78
自閉症スペクトラム障害…74
持続性身体表現性疼痛障害…46
周期性四肢麻痺…47
小動物幻視…24
症状精神病…53
上肢ドロップテスト…113
上腸間膜動脈血栓症…109
情景的幻視…24
心因性精神障害…3
心的外傷後ストレス障害…64
身体拘束…10
身体表現性障害…45
　　──，持続性…46
神経症性障害…57
振戦せん妄…24
浸透圧性脱髄症候群…72
診療拒否…126
新型うつ病(現代型うつ病)…68

す
ステロイド…21, 30
　　──精神病…54
髄膜腫…37

せ
せん妄(状態)…91
　　──，振戦…24
　　──，羽ばたき…130
セロトニン症候群…35
精神科救急…9
　　──医療相談窓口…9
精神障害…3
　　──，外因性…3
　　──，心因性…3
　　──，内因性…3
精神遅滞…70
精神病…3
　　──，アルコール性コルサコフ…22
　　──，器質性…51
　　──，症状…53
　　──，ステロイド…54
　　──，中毒性…21
　　──，てんかん性…80
精神保健福祉法…10
　　──第23条…9
全身性エリテマトーデス…53

そ
ソフト救急…9
措置入院…10
双極性障害…19
躁状態…124
側頭葉てんかん…82

た
単極性障害…19

ち
中毒性精神病…21
注意欠如・多動性障害…76

て
てんかん性精神病…80
適応障害…67
転換症状…111
転換性障害…49, 112

と
トライエージ®検査…27
統合失調症…33

な
内因性精神障害…3

に
任意入院…10
認知症…41
　　──，アルコール性…22
　　──，アルツハイマー型…41
　　──，血管性…41
　　──，レビー小体型…41

ね
ネフローゼ症候群…30
粘液水腫性昏睡…122

の
脳梗塞…100

は

ハード救急…9
バセドウ病…55
パーソナリティ障害…78
——, 境界性…78
パニック障害…60
パニック発作…61, 106
羽ばたき振戦…130
橋本脳症…55
発達障害…74

ひ

ヒステリー…49
非自発性入院…10
悲嘆反応…63

ふ

ブローカ中枢…100

不

不安…104
不搬送事例…131
不搬送プロトコール…133
不眠…102
複雑部分発作…81

ほ

ホウ酸…43

み

水中毒…70, 72

め

メディカルコントロール医師…15
メタンフェタミン…27
命日反応…66
酩酊状態…115

も

妄想(状態)…118
——, アルコール性嫉妬…22

よ

陽性症状…33

ら

ラム酒発作…24

り

リープマン現象…24
リストカット…88
リピーター…89

れ

レビー小体型認知症…41
練炭…83

欧文索引

110番通報…9

A
ADHD…76
ASD (acute stress disorder)…62

C
CO中毒…31

G
GCS (Glasgow Coma Scale)…4

I
ICDSC (Intensive Care Delirium Screening Checklist)…94, 95

J
JCS (Japan Coma Scale)…4

M
MC医師…15

P
PTSD (post traumatic stress disorder)…64

S
SLE (systemic lupus erythematosus)…53

T
TALKの原則…84

著者略歴

市村　篤
(いちむら　あつし)

昭和62年	東海大学医学部卒業
平成 元年	東海大学医学部精神科入局
平成 2年	武蔵野病院勤務
平成 7年	東海大学医学部付属病院救命救急センター勤務
平成11年	国府津病院勤務
平成13年	東海大学医学部精神科勤務
平成24年	東海大学医学部救命救急医学勤務
現在	東海大学健康学部健康マネジメント学科非常勤講師
	医療法人和啓会メディクスクリニック溝の口勤務

病院前精神科救急 ― 55事例から学ぶ対応テキスト ―
ISBN978-4-907095-30-7 C3047

平成27年12月1日　第1版発　行
令和4年5月1日　第1版第4刷

著　者 ─── 市　村　　　篤
発行者 ─── 山　本　美　惠　子
印刷所 ─── 三報社印刷 株式会社
発行所 ─── 株式会社 ぱーそん書房
〒101-0062 東京都千代田区神田駿河台2-4-4(5F)
電話(03)5283-7009(代表)/Fax(03)5283-7010

Printed in Japan　　© ICHIMURA Atsushi, 2015

・本書の複製権・翻訳権・上映権・譲渡権・公衆送信権（送信可能化権を含む）は株式会社ぱーそん書房が保有します．
・**JCOPY** ＜出版者著作権管理機構　委託出版物＞
本書の無断複写は著作権法上での例外を除き禁じられています．複写される場合には，その都度事前に出版者著作権管理機構(電話 03-5244-5088, FAX 03-5244-5089, e-mail : info@jcopy.or.jp)の許諾を得て下さい.